中医之问

陈广源◎著

暨南大学出版社
JINAN UNIVERSITY PRESS

中国·广州

图书在版编目（CIP）数据

中医之问/陈广源著. —广州：暨南大学出版社，2023.10
ISBN 978-7-5668-3804-9

Ⅰ.①中… Ⅱ.①陈… Ⅲ.①中医学—基本知识 Ⅳ.①R2

中国国家版本馆 CIP 数据核字（2023）第 200690 号

中医之问
ZHONGYI ZHI WEN
著　者：陈广源

出 版 人：张晋升
责任编辑：姚晓莉　许碧雅　王熳丽
责任校对：苏　洁
责任印制：周一丹　郑玉婷

出版发行：暨南大学出版社（511443）
电　　话：总编室（8620）37332601
　　　　　营销部（8620）37332680　37332681　37332682　37332683
传　　真：（8620）37332660（办公室）　37332684（营销部）
网　　址：http://www.jnupress.com
排　　版：广州市广知园教育科技有限公司
印　　刷：广东信源文化科技有限公司
开　　本：787mm×960mm　1/16
印　　张：11.5
字　　数：150 千
版　　次：2023 年 10 月第 1 版
印　　次：2023 年 10 月第 1 次
定　　价：68.00 元

（暨大版图书如有印装质量问题，请与出版社总编室联系调换）

自　序

我总在怀疑：

我们的古人，我们的祖先，是不是比我们要成熟得早？

我想，起码在思想上是。

我们的古人，我们的祖先，是不是比我们的寿命要短？

也不见得啊，孔子活了七十三岁，孟子还活了八十四岁。

孔子说："三十而立，四十而不惑，五十而知天命，六十而耳顺，七十而从心所欲，不逾矩。"

可能，这是孔子对自己生命的回顾和总结，也是对后人的期望和要求。在他看来，三十、四十、五十、六十、七十，是人的生命过程中的几个重要节点。

反观自己，我觉得十分惭愧，不管是三十岁、四十岁，还是五十岁、六十岁，我都没有达到祖先的要求。现在，我七十多岁了，总还是觉得一切都还没有开始，对大自然、对天地、对宇宙、对人类社会、对我自身，我这个七十多岁的老者，还充满疑惑，还非常茫然，还处在混沌之中。

由此，我又想到了我们的祖先——两千多年前，比孔子略晚一些的屈原。他曾经对着苍天、对着大地，也对着自己，呼喊着，发出了灵魂之问——《天问》。

我还很年轻的时候，读《天问》，特别是伴随着我的老师那充满激情的、带着浓厚四川乡音的"川普"的朗诵和解读，感觉非常震撼。但是，当年的我，对于屈原为什么会发出这样的"问"，为什么要这样"问"，还是缺乏深层次的理解。

随着年龄的增长，特别是过了七十岁以后，我才发现，对于宇宙、对于社会、对于人生，我们仍然还是那么缺乏了解，或者，我们最多是一知半解。这就更加激发了我进一步深入思考和探索。

尽管，我们一代又一代，在不断地解开一个又一个谜团；一代又一代，在不断地思考和回答祖先留给我们的和我们自身面临的一个又一个难题；一代又一代，在不断地把我们的认知世界推向前进。但是，从茫茫宇宙、繁杂社会到个人生活，我们所面临的问题，实在是太多太多、太难太难。

人实在是太渺小了！面对一片迷茫的外部和内部世界，我们只能缩小范围，艰难地思考并努力地回答一些与自身密切相关的、无可回避的问题。

我是一个中医生，一个从事中医工作数十年的中医生，自然首先是要围绕着"医"，特别是要围绕着"中医"来思考并大胆地试着回答一些问题。在此基础上，我循着祖先的脚步，把主题范围缩小，姑且把本书的题目就叫做《中医之问》吧。

《中医之问》是责任之问、敬畏之问、灵魂之问，也是"明知不可为而为之"之问。

《中医之问》主要想问、想说以下十个问题：

第一，中医是什么？

第二，中医面临着什么？

第三，中医的出路在哪里？

第四，中医肩负着什么？

第五，为什么学中医？

第六，怎样学中医？

第七，为什么还是要中西医结合？

第八，中医工作者应该是一群什么样的人？

第九，用什么来创造和迎接中医的明天？

第十，为中医者，为什么要仰望星空？

这十个问题，每个问题为一章，共七十五问。

以上就是《中医之问》的思路和框架。

2023 年 6 月

目 录
CONTENTS

第一章　中医是什么

我们所指的中医，当然是传统的中国医学。

那么，问题来了：

如何认识、解读中国？

怎样理解中国传统？

中医以什么来有别于其他医学？

第一节 如何认识、解读中国

中国，不仅是地理学上的地域性概念，还是历史学上的发展中的时空性概念，更是文化学上的文化与文明的特质性概念。

第一问 如何从地理的角度来解读中国？

毋庸讳言，中国，首先是一个地理学上的地域性概念。我们的祖先认为：中国是居于天下之"中"的中央之国。

这个概念，是从什么时候开始有的呢？

无可置疑，秦王朝是实现中国大一统的王朝，秦始皇居功至伟。但是，远在秦王朝之前，在我国如今的河南这个地方，就已经出现了我们民族的第一个世袭制的王朝——夏朝。

夏朝历经了近500年的历史，它的大部分领土在现在的河南省，同时，夏朝也是第一个在河南建都的王朝。

滔滔黄河跨越千沟万壑来到了河南，在此，它与长度虽然不及自己，但同样奔腾壮阔的洛河交汇了。两河交汇，形成了一个美丽的盆地，这就是河洛盆地。

河洛盆地的北面是黄河，邙山就在黄河之南形成了一个天然的屏障，使河洛盆地既能得到黄河之水利，又免于黄河之水患。同时，它西有崤山，南有伏牛山，东有淇山和嵩山，真可谓"山河拱戴"。

洛阳山河拱戴，位居中央，所以我们的祖先也把这块土地叫做中州、中土、中原。

夏商周，斗转星移，中州、中土、中原的范围虽然总在变化，但它始终稳居中央。这里思想沉淀，崇尚中庸，文化源远流长，是河图洛书的发源地，河图洛书也是中华文明的起源之一。可以这样说，无论从地理的角度、历史的角度，还是文化的角度，这里都是中华民族的摇篮。

我们还是回到地理学上来。

我们现在所说的汉水，其实在夏朝那个时代，我们的祖先是把它叫做夏水的。这是"汉"和"夏"的相通之处。

可以说，这也是"夏""汉"和"中"之间的关系。

那么，我们为什么叫炎黄子孙呢？

华夏，这个"华"又是从何而来的呢？

说法有很多种，我们取其一。

中国人自古好美，美的服饰、美的诗文、美的音乐、美的山水、美的人……华者，花也，花当然美丽；华夏者，美丽的中国也。

这片土地是我们的祖先轩辕氏，就是我们所说的黄帝，联手他的兄弟——炎帝，战胜蚩尤的地方，所以这片土地叫做炎黄之地。我们的祖先叫炎黄，我们自然就叫做炎黄子孙了。

随着中华民族的繁衍和发展，中州、中土和中原的范围也在不断地扩大。其中尤以山西省最具代表性。

山西省的地理位置和地形地貌极具特色，可以说是"三山夹七盆"。三山是指太行山、太岳山和吕梁山。七盆是指夹在中间的七个小小的盆地，而这七个盆地，又是彼此相连相通的。

大家都听过，可以说是耳熟能详的一首歌——《人说山西好风光》，它里面就有一句歌词："左手一指太行山，右手一指是吕梁。"这两座大山就把山西夹在中间，还有一座重要的山，叫太岳山，是在山西的中部，垂直而下，几乎和太行、吕梁平行，这就印证了有些地理学家所说的山西的地形地貌就像一个"中"字。

唐宋八大家之一的柳宗元更说，山西是"表里山河"。什么叫"表里山河"呢？它是说山西外有大河、内有高山，地势险要。追溯历史，山西也是中华民族的发源地之一。

我在这里侧重讲地理，但是始终没有，也不能离开历史和文化。

第二问　如何从历史的角度来解读中国？

上一问，我们讲到华夏、炎黄、中原在地理学上的缘由，其实这里面已经有历史学的内涵了。

我们的国家，从地理学来看，发源于一个非常优越的位置。所以，也难怪我们的祖先很自豪、很自信地把自己称为泱泱的中央大国——中国。

难能可贵的是，我们的祖先早就有"知人者智，自知者明。胜人者有力，自胜者强"的认知。

中华民族一直具有既充满自信，又面对现实，不断地向他人学习，美人之美、美美与共的优良品质。

我们的祖先在实践中发现，以泱泱大国自居的认知是局限的、狭隘的。于是，他们突破了单纯的地理学上的观念，而叠加和发展出历史学上发展中的时空性的概念。

回顾历史，我们可以看到，在中国、在中华民族的形成和演变的过程中，有若干少数民族部分或是全部地入主中原，甚至取得中央王朝统治权的实例，如党项族所建立的西夏、女真族所建立的金朝、蒙古族所建立的元朝、满族所建立的清朝等。

汉朝也好，唐朝、金朝、元朝、清朝也好，无论是汉族，还是少数民族，所建立的王朝，通通都叫做"中国"。

历史让我们形成了一个56个民族平等团结的大家庭，这就是我们的中华民族。

可以说，中华民族突破了原有的界限，形成了大一统的中国。

我们现在可以自豪地说，中华的56个民族，就像56棵大树，共同栽种在中华民族的土壤中。我们可以高歌："五十六个星座、五十六枝花、五十六族兄弟姐妹是一家，五十六种语言汇成一句话，爱我中华。"

这美丽的华夏、可爱的中华，就是我们的中国，就是我们华夏儿女、炎黄子孙生长和繁衍的地方，就是我们14亿多中华儿女共同的家园。

第三问　如何从文化的角度来解读中国？

从文化学的角度来解读中国，会进一步提高我们的认知和历史自觉，进一步增强我们的文化自信。我们就会更加深刻地认识到：我们的中国、我们的母亲是如此可爱。

现在很多学者都逐步地有了一个共同的认识，即欧美等西方的国家概念是一个"民族国家"，而中国的国家概念不仅是一个"民族国家"，更是一个"文化国家"。

我们认真地学习、对照和思考，就会发现，"文化国家"的概念远比"民族国家"的概念在认知上要高许多。这种认知体现在实践上，就更加具有包容性。在这种认知的指导下的国家就更加强大。

为什么"中国"这个概念会从开始的一个地理学上的地域性概念，上升和叠加为历史学上发展中的时空性概念呢？为什么又会进一步地发展和叠加为文化学上文化与文明的特质性概念呢？

这个问题非常值得我们深思。实际上，这三个概念已经紧密相连，融为一体了。这是我们祖先不断实践、不断思考、不断自我革新、不断进步的结果。

顺理成章，我们现在要真正地认识我们可爱的中国，自然就要把这三者结合起来，而且更要从"文化中国"的角度来理解我们的祖国。

这一点不仅是我们自己，我们的许多国际朋友也看得非常清楚，以至于当代英国颇具影响力的中国问题专家马丁·雅克（Martin Jacques）带有调侃地直言："中国从不只是国家，而是'伪装'成国家的文明。"请注意，马丁在这里是要强调"文明"。对于国家和民族而言，无论从高度和广度，还是从深度来说，"文明"的概念都要高得多、广得多、深得多。

回顾一下，我们对"国家"和"民族"概念的认识，实际上经历了几个阶段：第一个阶段是地域性认识，就是从地理学的角度来认识；第二个阶段是历史的、时空的认识，就是从历史学的角度来认识；第三个阶段才是从文明和文化的高度来认识，就是从文化学的角度来认识。

这实际上是认知水平不断提升的过程，是不断地突破自身认知的高墙和壁垒的过程。认知每前进一步，实际上我们就往前跨了一大步，这是一个从量变到质变的过程，而认识提升是建立在我们不断实践的基础上的。

我们的中国之所以可爱，我们的中华民族之所以伟大，就是因为它总是站在文化和文明的高度，不忘历史，重视地域。

我们想一想中华文明为什么是一个经久不衰的文明呢？为什么世界四大文明古国，只有中国没有中断，没有消亡呢？

再想一想，为什么我们可爱的中国、我们伟大的祖国能够做到

"周虽旧邦，其命维新"，五千多年而历久弥新呢？为什么我们历经坎坷和曲折，甚至是灾难，还能九死而不悔、不屈，能够罹难弥坚，始终具有强大的内在动力呢？其中道理就不言自明了。

反观历史，面对现实，我们的国家和民族历久弥新、罹难弥坚；展望未来，我们自然也就对我们的国家和民族充满了信心。

我们现在回到前面的话题。"民族国家"更多地强调地域、血缘和基因；而"文明国家"更多地强调文化和文明，强调不忘历史。它们的立足点和侧重点是不同的，这就是二者的根本区别。

习近平主席强调："文化自信是更基本、更深沉、更持久的力量。历史和现实都表明，一个抛弃了或者背叛了自己历史文化的民族，不仅不可能发展起来，而且很可能上演一场历史悲剧。"

习近平主席还强调："文化是一个国家、一个民族的灵魂。"

文化和文明，首先体现的是方向和信仰。

考古发现的何尊，它上面的铭文所表现的中国，就是一面很生动、很形象的旗帜。

再看一下"中"字的象形文字，它就像一根"旗杆"，指示着方向，展示着我们的信仰。

"中"字的演变如下所示：

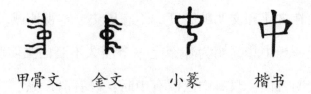

甲骨文　　金文　　小篆　　楷书

"中"还体现出一种统一、团结、和谐的力量。

　　我们的祖先老聃，就是我们常说的老子，在《道德经》里面讲了一个重要的思想，他说："道生一，一生二，二生三，三生万物。""圣人抱一为天下式。""天得一以清（苍天得到一就清朗、清明）；地得一以宁（大地得到一就安宁、平静、和谐）；神得一以灵（人的精神得一，就显出特别的聪明和智慧）。"

　　习近平主席反复强调，要我们"不忘初心"。不忘初心就是要"抱一为天下式"。不管怎么变化，不管一可以生出二、生出三，可以生出万物，但最后我们还得回归一，回归我们的初心，这就是"抱一"。

　　我们的祖先说"一阴一阳之谓道"，强调的就是阴阳的协调、和谐与统一。这就是我们应该追求的境界。习近平主席强调"共商、共建、共享"，倡导"一带一路"、人类卫生健康共同体、人类命运共同体。这些都是强调团结、统一、平等、和谐。团结就是力量。

　　团结、统一、协调，这是一种最靠谱的文化和思维方式。所以直到现在，在河南，"中"还有"zhóng"的读音。读"zhóng"时，"中"就是靠谱、切中要害、抓住纲领的意思。

　　所以，我们可以很自豪地说，中国的这个"中"具有深刻的内涵、强大的力量，中国具有光明的未来。

第二节　怎样理解中国传统

当然，"中国传统"在这里仍然主要是指文化传统。尽管如此，这还是一个很大的题目，不是三言两语可以说清楚、道明白的；但这又是一个不可回避的题目，是必须认真思考、学习和讨论的。

我姑且从下面三点入手，要而言之、概而言之地来谈一下自己的学习心得：

第一，如何从自强不息和厚德载物入手来理解中国的文化传统？

第二，如何从"各美其美，美人之美，美美与共，天下大同"入手，来理解中国的文化传统？

第三，当中华优秀传统文化找到了马克思主义，产生了什么样的奇迹？

这就是我在这一节要与大家探讨的三个问题。

第四问　如何从自强不息和厚德载物入手来理解中国的文化传统？

"天行健，君子以自强不息。""地势坤，君子以厚德载物。"这两句话分别出自《易经》的第一卦和第二卦，也就是乾卦和坤卦。

说具体一点，这两句话实际上并不是出自《易经》的作者——周文王姬昌，而是出自孔子。这两句话是孔子在学习《易经》之后，在撰写《易传》时用来诠释乾卦和坤卦的象辞。这些象辞就是孔子学习《易经》的心得，也可以说是孔子对《易经》的理解、诠释和发挥。

实际上，我们后人在学习和研究《易经》的时候，已经把《易经》和孔子学习、诠释、发挥《易经》的《易传》涵盖在内。

我们再来看一下，为什么这两句话，后来又经过近代思想家梁启超等人的倡导而成为清华大学校训的来源呢？

不管时间如何变幻（是春夏，还是秋冬；是白昼，还是黑夜），也不管空间如何变幻（是宽阔，还是狭窄；是平坦，还是起伏），苍天总是刚健地运行，慎终如始。我们要像苍天一样，不断自强、永不停息、永守初衷、不忘初心。

不管处境如何变幻（是顺利，还是曲折；是胜利，还是失败），大地总是宽厚地承载，若谷若渊。我们要像大地一样，既不妄自尊大，也不妄自菲薄，不骄不躁、谦虚谨慎、抱一守拙、艰苦奋斗。

乾坤两卦，就是顶天立地之卦，就是我们最核心的文化根脉。我们只有孝敬父母，热爱并忠于自己的国家和民族，才能守住根与魂，才能做顶天立地的华夏儿女、炎黄子孙。

第五问　如何从"各美其美，美人之美，美美与共，天下大同"入手，来理解中国的文化传统？

第五问实际上是前面一问（也就是第四问）的延伸和扩展。

我首先要提醒大家注意"各美其美，美人之美，美美与共，天下大同"这16个字并非出自古人，而是出自当代著名的社会活动家、社会学家费孝通先生。

我们之所以引用这16个字，而且把这16个字作为一个切入点来理解中国的文化传统，是因为这16个字很好地体现了自强不息、厚德载物的精神，体现了我们中国人对自己的传统文化，以及我们与世界各国进行文化交流的态度。

我在前面说过，我们中国人自古以来就是好美的，中国是一个尚美的国度，中华民族是一个好美的民族。我们对自己的文化充满了自信，同时我们也充分理解其他国家和民族对自身的文化的赞美。

我们绝不孤芳自赏，我们提倡在各美其美的基础上，美人之美，这样才能美美与共，天下大同。

一个对自己的文化都不自信的民族，是不可取的。

欲人勿疑，必先自信。但是，这种自信并不是霸凌，并不是把自己的文化凌驾于其他文化之上。

习近平主席指出："文明只有姹紫嫣红之别，但绝无高低优劣之分。我们应秉持平等和尊重，摒弃傲慢和偏见，加深对自身文明和其他文明差异性的认知，推动不同文明交流对话、和谐共生。"

习近平主席还说："我们既要让本国文明充满勃勃生机，又要为他国文明发展创造条件，让世界文明百花园群芳竞艳。"

习近平主席更以博大的胸怀说："今日之中国，不仅是中国之中国，而且是亚洲之中国、世界之中国。未来之中国，必将以更加开放的姿态拥抱世界、以更有活力的文明成就贡献世界。"

第六问　当中华优秀传统文化找到了马克思主义，产生了什么样的奇迹？

我理解的"找"，就是既要面对和研究现实，也要追溯和学习历史。"找"的目的，是解决我们面临的实际问题。我们希望"找"还在继续，"产生"也还在继续，而且不断地继续下去。

那么中华优秀传统文化"找"到了什么，并且已经"产生"了什么样的奇迹呢？

第一，中华优秀传统文化找到的是活生生的、发展中的马克思主义。我们的马克思主义是能够解决中国的客观实际问题的，而不是主观的、教条的马克思主义。

第二，我们的马克思主义是中国化、时代化的马克思主义。

第三，我们的马克思主义挖掘并激活了中华优秀传统文化，不仅为中华优秀传统文化指明了方向和出路，也为自己在中国的生存发展、根深柢固找到了最好的沃土。

这些绝不是"遇"到的，而是"找"到的。甚至可以说，这个"找"不是单向的，而是双向的。

在谈到中华优秀传统文化与马克思主义之间的关系问题时，很多学者和专家都喜欢用一个"遇"字。他们常说："中华优秀传统文化遇到了马克思主义。"

我对"遇"字很不以为然。"找"字与"遇"字，一字之差，意思却差别很大。

"遇"是被动的、带有偶然性的、不经意的；而"找"是主动的、积极的、刻意的。

"找"蕴含着自我的内在需求，是探索，是寻觅，是渴望，是不遗余力。"路漫漫其修远兮，吾将上下而求索。"

"找"凸显的是人的主观能动性。"找"是要靠人的行动去完成的。

1840 年以后，"找"的内在需求又加上了外在强烈的刺激和压力。不找就没有出路了，就没法儿生存了。

谁来背负"找"的重任呢？

自然而然，"找"的重任就落在了中国共产党人的身上。

"找"要有正确的目的、方向和方法。

伟大、睿智的中国共产党人非常明白：我们要找的马克思主义，绝不是那种一成不变、教条式的马克思主义，而是活生生、与时俱进的马克思主义；我们要找的是能够解决中国革命的实际问题，能够发展中华优秀传统文化的马克思主义。

对于这个问题，毛泽东主席早在 1941 年，在延安所作的报告——《改造我们的学习》中就为我们讲得非常清楚了。

毛泽东主席说："就是要有目的地去研究马克思列宁主义的理论，要使马克思列宁主义的理论和中国革命的实际运动结合起来，是为着解决中国革命的理论问题和策略问题而去从它找立场、找观点、找方法的。这种态度，就是有的放矢的态度。""有的放矢"的"的"就是中国革命，"矢"就是马克思列宁主义。中国共产党人之所以要找这根"矢"，就是为了"射"中国革命和东方革命这个"的"的。这种态度就是实事求是的态度。"实事"就是客观存在着的一切事物；"是"就是客观事物的内部联系，即规律性；"求"就是去研究。

毛泽东主席对不注重研究现状、研究历史，还有不注重马克思主义的应用的"极坏作风"进行了尖锐的批评。毛泽东主席讲到研究历史，特别对那些对自己的历史一点不懂，或者懂得甚少却不以为耻，反以为荣的，还有言必称希腊，但对不住、忘记了自己的祖宗的人进行了无情的鞭挞。

在这个伟大的新时代，习近平主席带领我们共同回顾了中国共产党百年奋斗光辉历程，回顾了中华民族从站起来、富起来到强起来的伟大飞跃，而且从中总结经验和教训；带领我们共同面对世界百年变局，提出了"两个结合"，即"把马克思主义基本原理同中国具体实际相结合，同中华优秀传统文化相结合"，从而开启了马克思主义中国化、时代化的新篇章。

中国共产党人在"找"中起到了主导性和决定性作用。

可能会有读者问，一个中医生，谈中医前为什么要谈这些呢？对于此，我不想多做解释和争辩。请读者想一想：中医难道不是植根于中华优秀传统文化之中的吗？中华优秀传统文化的道路和前途，不也是中医的道路和前途吗？

第三节 中医以什么来有别于其他医学

中医有什么样的特征？什么样的特征使中医有别于其他的医学，特别是有别于西方的现代医学？正因为中医有其独特之处，它才能屹立于世界医学之林。

本节分为三问：

为什么说"万物一体，天人合一"是中医的核心思想？

为什么说阴阳五行是中医的基本理论？

为什么中医既重视以道驭术，又重视术以载道？

我想以这三问，来突出中医的特征，来说明中医有别于其他医学之处。

第七问 为什么说"万物一体，天人合一"是中医的核心思想？

什么是医学？

医学从根本上说是人学，是维护和促进人类健康繁衍的科学。

那人是什么？

人是万灵之长，是地球上最美的"花朵"。

不管是个体的生老病死，还是全人类的生存与繁衍，人都是与所生存的大自然和社会紧紧地连在一起的。

人怎么可能独立于宇宙、天地、国家和社会之外而生存和发展呢？

医学能将自己独立起来，甚至孤立起来吗？

这些问题的答案，都是明摆着的。

将医学独立起来，甚至是孤立起来的道路是行不通的。

众所周知，现代西方医学几乎成为全人类的主流医学，成为解决个体生老病死一系列问题的标准，成为维护和促进人类健康和繁衍的圭臬。

然而，随着信息日益流通，人们发现西方医学也存在过度诊断、过度医疗、滥用手术、滥用放化疗、滥用激素、滥用抗生素等风险。

这些年来，为什么医院如此负责任，医务工作者如此辛劳，但是好像很多患者并不理解，很多人并不领情，医务工作者还是经常受到指责，甚至很严苛的挑剔呢？

毋庸讳言，这些年来，医患关系日趋敏感。

医患不能相向而行，甚至背道而驰的原因到底是什么呢？

我看，这既不能责怪患者，也不能过分地责怪医院和医务工作者。

深究其原因，实际上医患双方都不同程度地被资本绑架了。

说到这里，中医最重要的特征——"万物一体，天人合一"的核心思想已经不言而喻了。

概言之，中医从来就不把自己独立于宇宙、天地、自然、国家、民族、社会、历史、文化之外，而是强调"万物一体，天人合一"。中医认为：人的五脏六腑、四肢百骸、气血津液是一个整体，是一个小宇宙；天地的日月星辰、江河湖海则是一个大宇宙；小宇宙和大宇宙是不可分割、融为一体的。

我们以此来认识人的生老病死和人类的生存繁衍。在这样的思想指导下，中医形成了特有的理法方药和一整套的理论、技术体系。

"万物一体，天人合一"，中医正是以此为特征，而有别于其他医学，特别是有别于现代西方医学，从而自立于世界医学之林的。

第八问　为什么说阴阳五行是中医的基本理论？

不仅学中医的朋友，就是对中医有初步了解的人，只要方向明、路子对，都能认识到阴阳五行学说对于中医具有重要意义。

从"面"的角度来说，阴阳五行学说是覆盖中医各个方面、各个领域的思想；从"线"的角度来说，它贯穿于中医的各个发展节点，是从始至终的思想。

从道的角度来看，阴阳五行学说中既包括"大宇宙"的自然和社会，也包括"小宇宙"的个体的人；既有日月星辰、江河湖海、国家民族，又有五脏六腑、五官七窍、四肢百骸、气血津液；既有阳光雨露，也有风雨雷电；既有协同和平，也有战争流血；既有人类整体的进步繁衍，也有突兀而来，甚至延绵不断的天灾人祸；既有个体的健康幸福，也有人人难逃又无可奈何的生老病死。

从术的角度来看，在诊断治疗上，有阴阳偏盛、虚实相间、寒热交错、邪正消长，也有正治反治、异病同治、同病异治、脏病腑治、腑病脏治等；在方药的运用上，有君臣佐使、奇方偶方、大方小方、时方经方、数方合用、升降浮沉、四气五味等。这些无不与阴阳五行学说的理论指导紧紧相连。

我们现在一起来学习《黄帝内经》的有关内容，以加深对这种思想的理解。

《黄帝内经·素问·上古天真论》："提挈天地，把握阴阳。""和于阴阳，调于四时。""处天地之和，从八风之理。""法则天地，象似日月。"

《黄帝内经·素问·阴阳应象大论》："阴阳者，天地之道也，万物之纲纪，变化之父母，生杀之本始，神明之府也，治病必求于本。"

《黄帝内经·素问·生气通天论》："生之本,本于阴阳。"

《黄帝内经·素问·四气调神大论》："故阴阳四时者,万物之终始也……逆之则灾害生,从之则苛疾不起……从阴阳则生,逆之则死;从之则治,逆之则乱……是故圣人不治已病,治未病,不治已乱,治未乱,此之谓也。"

《黄帝内经·素问·阴阳应象大论》："善诊者,察色按脉,先别阴阳。"

随着中医学习的深入,会发现:阴阳五行既涵盖了中医的方方面面,又贯穿于中医的始终;它既有深刻、厚重的理论意义,又有务实、笃行的实践价值;它既把中医的道与术紧紧地连在一起,又很好地体现和诠释了中医"万物一体,天人合一"的核心思想。

它是"知者行之始、行者知之成"在中医上的生动体现,可以说,它既是中医的基本理论,也是中医知行合一的典范。

但是,1840 年以来,我们的传统文化,包括中医文化,也包括"万物一体,天人合一"和"阴阳五行"这样的中医的核心思想和基本理论,一直受到外来西方文化和西方医学的影响。

许多学者在谈到"万物一体,天人合一""阴阳五行"这样的中国传统文化和中医的核心哲学思想的时候,总是有一点"犹抱琵琶半遮面"的味道,总不敢大胆地谈我们在哲学思想上的理论优势,以及它的科学价值,总是有一点"温良恭俭让",总是挺不直腰杆。

这实际上是一种缺乏文化自信的表现。

这种不自信，恰恰也给了那些抹黑中医的人借口。

欲人勿疑，必先自信。我们怎样才能树立和坚定对中医的自信？

我们应该遵循习近平主席的指示，本着传承和创新的精神，不仅要把马克思主义基本原理同中国具体实际相结合，也要把马克思主义基本原理同中华优秀传统文化相结合。

我们要自觉地运用马克思列宁主义、毛泽东思想、习近平新时代中国特色社会主义思想，来升华中华优秀传统文化，来激活中医理论，促进中医实践。

我们认真地学习毛泽东主席的哲学著作《矛盾论》和《实践论》，也可以从中找到文化自信，找到中医自信。

毛泽东主席在《矛盾论》中说："事物矛盾的法则，即对立统一的法则，是自然和社会的根本法则，因而也是思维的根本法则。"

他还说："没有什么事物是不包含矛盾的，没有矛盾就没有世界。"

他还援引恩格斯的话说："运动本身就是矛盾。"

他还进一步引用列宁的话说："一切现象和过程都含有互相矛盾、互相排斥、互相对立的趋向。"

注意，这里不仅指现象，更指过程。

说到《实践论》，毛泽东主席还给它加了一个副标题，即"论认识和实践的关系——知和行的关系"。《实践论》所论证的核心就是"知"和"行"的关系。

毛泽东主席的《矛盾论》和《实践论》有助于增强我们对中医理论、中医实践和中华优秀传统文化的自信，也有助于提高我们的"免疫力"，有助于鉴别那些抹黑中医、污蔑中医、打压中医的人和抵制"中医是伪科学""中医不科学"之类的谬论。

阴阳，就是矛盾的对立和统一，是矛盾着的一切事物（自然、社会、思维）相互对立、相互依存、相互转化的"过程"。

五行，就是用"木""火""土""金""水"将万事万物分类、类比，它看似原始，却是用"大道至简"的方法，把阴阳更加具体化，并用以认识和说明一切事物的共性和个性，以及共性和个性之间，特别是个性之间的相互关系。

我们相信，在这新的时代，在这百年变局中，历久弥新、罹难弥坚的中医，将会进一步被激活、进一步升华，最终焕发出新的生命力。

第九问　为什么中医既重视以道驭术，又重视术以载道？

这一问实际上是前两问，也就是第七问和第八问的拓展和延伸。

道是什么？道就是路，是大道，是方向；道就是认知，是理论思维，是哲学，是科学（science），是智慧，是统帅。

术又是什么？术就是脚步，是车马，是工具；术就是执行，是具体操作，是技术（technology），是载体，是兵将，是工匠。

方向和目标是不能轻易改变的，而坚定方向和实现目标要靠具体的行动，"道阻且长，行则将至；行而不辍，未来可期"就是这个意思。

显然，道与术有相对的独立性，但实际上是难以分割，甚至是不可分割的，英文也常常将科学（道）和技术（术）二者连为一体，统称为科学技术（science technology）。

一个既能理解和领会统帅的战略意图，又懂得具体的战术操作，甚至把刀枪剑戟十八般武艺都练得纯熟的基层指挥官，甚至普通的士兵，肯定是非常优秀的。

一个能把总的规划蓝图放在心中，同时在具体的工艺上又掌握得娴熟的工匠才能称为大工匠。

同样，一个既能深刻地领会和坚守中医的基础理论，又掌握着一门甚至数门中医的具体技能的中医生，他的医术肯定是更加突出的。

根本原因就在于，他们既懂得"以道驭术"，也善于"术以载道"；他们既不是盲目的执行者，也不是只懂得理论的空谈家。

重温毛泽东主席的《矛盾论》和《实践论》，道与术的关系不还是矛与盾、行与知的关系吗？再结合中医阴阳五行学说，我们对道与术的理解会变得更加实在、更加深刻。

中医为什么几千年来能够历久弥新、罹难弥坚？为什么中医能够在1840年以后仍然自立于世界医学之林？

其中一个重要的原因就是中医的理论和实践、道和术，都是植根于人民的生活之中，植根于中华优秀传统文化之中的。它大道至简，疗效确切，所以根深叶茂。它谨守根本，又善于学习；传承精华，又创新发展，所以总是焕发着青春。

从《黄帝内经》《伤寒杂病论》到《瘟疫论》《温病条辨》；从《神农本草经》到《本草纲目》，回顾中医发展史，我们可以看到中医历经风风雨雨、曲曲折折，同时也可以看到在这风雨之中、坎坷之中的勃勃生机。

从扁鹊、张仲景到叶天士、吴鞠通，从神农到李时珍，再到抗击非典、抗击新冠疫情中的一批又一批知名或不知名的"逆行者"，我们可以看到中医的佼佼者们在寻找中医的出路。现代中医正积极地把马克思主义和中医的理论与实践相结合，激活和升华中医的基础理论，不断促进中医创新和提高中医的实践水平。

中医既重视以道驭术，又重视术以载道，正体现了知与行的关系，能启发医务工作者正确处理医学理论和医学实践之间的关系。

在新时代，在这百年变局中，中医必将展现出自己特有的风采。

第二章　中医面临着什么

中华民族的历史，甚至整个人类社会的历史，都已证明，中医是灿烂于地球之上的美丽花朵，是指引人类健康繁衍的光明火炬。

但是，目前中医的发展也面临着种种困境。对个人来说，正确认识自我是发展和完善自己的前提，中医的发展，也是如此。我们应正视中医发展中面临的种种困境，唯有如此，才能谈发展与传承。

那么，怎样认识、重视和应对中医面临的困境？

请注意，我在这里用了三个词：认识、重视、应对。

因此，我也提出三个问题：

第一，怎样认识中医面临的困境？

第二，为什么要重视中医面临的困境？

第三，如何应对中医面临的困境？

第十问 怎样认识中医面临的困境？

我们先来看一组数据：

1933 年中医的从业人员是 120 多万人，到 1949 年减至 50 多万人（一说是 30 万人左右）。

再看西医，西医在 1949 年的从业人数是 1.8 万人，这个时候的中医从业人数是 30 万或 50 万人，也就是说中西医人数之比是十几比一或二十几比一。

截至 2020 年，西医的从业人数达到了 1067.8 万人，比起 1949 年，增长了五百九十多倍。而这个时候的中医从业人员，我们把在校学生都算进来，总人数也只有 82.9 万人，中西医人数之比来了一个大反转，将近 1：13。

大家不要忽略人口基数的问题：1949 年，全国人口约 5 亿，而 2020 年已经达到 14 亿多，人口数翻了近三倍。从中西医人数的增减，我们能看出很多问题。

另外，目前虽说全国有 2800 多家上等级的中医院，但实际上有几家是姓"中"，是真正的中医院？这 80 多万中医从业者，有多少人是真正地用中医的思维、中医的方法来看病？

我再补充一组数据，据统计，2001 年全国上等级中医院的药品收入中，中药只占 40%，西药则占了 60%。我们还不能深入地追问，这 40% 的中药是以中医的思维和方法来开的真正的中药吗？

总体来说，中医面临的种种困境主要由以下原因造成：

第一，以西医的标准来评判中医的临床和科研，以此来贬低、否定中医的成果。

1956 年，石家庄出现了严重的乙脑流行病，蒲辅周先生带领一群人用中医、中药治疗乙脑，取得了突出的效果，蒲先生一人就成功地治疗了 167 个乙脑患者，可是因为他使用了 98 组中药处方（其实这正体现了中医的特点——因人而异），这种中药处方没有完全固定，不具有统计学的意义，所以它的疗效不被承认。

再说 2003 年的 SARS，在邓铁涛老先生的带领下，广东的中医团队取得了四个零的突出成果：零死亡、零转院、零感染、零后遗。

邓铁涛老先生领导的中医团队强调的是"治病全人"，既要把病治好，又要给社会、给家庭、给病人一个完整的、健康的人。

第二，按照西医的模式来培养中医的学生，使中医的教育完全变味、日益衰败。

我们可以看到：

在大学本科阶段，许多学生基本不看也看不懂中医的古籍，他们的古汉语水平很低，在课程安排上，中、西医的课时几乎相等。中医理论的学习和中医技能的训练严重不足，西医的实验不少，而中医的望闻问切却越来越被淡化，大部分学生毕业以后不会用中医的思维技能来看病。

在研究生阶段，大多院校不是在中医的理论和临床上培养学生，而是遵循西医的教育方法，要求硕士做细胞水平的研究，要求博士做分子水平的研究，甚至要求学生做更加微观的研究才能毕业。不少中医专业的硕士、博士根本不会用中医的理论来指导中医的实践，也不会运用中医的技能来临床看病，已经完全不是真正的中医了，所以他们在医院，甚至在社会上自然站不住脚。

第三，按照西医的方法来管理中医院，中医实际上已经丧失了真正的临床基地。

这个问题是明摆着的，我就不多说了。其实，只要在现在的中医院工作过的医生和其他人员，只要到现在的中医院去看过病的病人，对于这一点都非常清楚。

问题主要出在管理中医院的指导思想上。

医院要盈利，但是目前，医院仅靠中医、中药很难达到盈亏平衡，中医生自然也很难立足，只能变换思维、方法，甚至改换门庭。

第四，片面地理解和推行中药现代化，让中药科研和产业走上了一条废医存药的道路。

实际上这并不是一条中药现代化的道路，而是中药西药化，中医西化的道路。

我联想到1992年比利时的一家诊所造出了一种减肥中药苗条丸，进而引发马兜铃酸肾病的例子，还有小柴胡汤所产生的一系列问题和争议，甚至还可以联想到关于青蒿素的认识和有关争议，等等。

为什么会出现这样的情况？

原因是我们缺乏自信？是因为我们缺乏中医人才？还是因为中医缺钱，西医赚钱比中医容易？

问题的答案好像都不得而知，又好像都心知肚明。

第十一问 为什么要重视中医面临的困境？

可以说，这已经是一个不成问题的问题了，但这个问题值得我们重视。

现在越来越多的中医从业者（其实不仅是他们）正在逐步地认识中医面临的困境。

孙子说："知己知彼，百战不殆。"老子说："知人者智，自知者明。胜人者有力，自胜者强。"这些都是指导我们工作的圭臬，我们做到了哪一条？

现实中，我们很多人却不敢，也不愿意去努力地做到知己知彼，更谈不上自强不息了。

难道面对现实就那么难吗？

对于中医的现状，德国汉学家、中医学家曼弗瑞德·波克特（Manfred Porkert），把问题看得非常清楚，也说得非常尖锐。

他说："中国人自己把宝贝当垃圾丢掉了。"

他说，我们的某些"专家"表现出不可理喻的民族虚无主义，不承认民族医学的科学性，不认真评价中医的价值，一味追求时髦，用西医的要求和术语改造、扼杀中医。

他说："种种迹象表明，中医正在不断地走下坡路，走向衰落。"

他说："更奇怪的是，在中医研究机构和中医院也存在这个问题，中医院里百分之九十的病历是用西医诊断学和病理学的术语来写的。能用传统中医理论和方法来诊病和开方的，有一种说法是不到一万人，而且这些人年事已高。"

他认为："这不但对中国人民是不负责任的，而且对世界人民也是不负责任的。因为中医的衰败，不仅是一个医学问题，也是一个严峻的社会问题。"

他说："中国人应该克服文化自卑感，理直气壮地大力宣传中医，要在全世界范围内为中医、中药'正名'。"

他进而说："中医衰败了，不是中医不行了，而是传承不行了。灿烂的传统中医文化将永远照耀着我们这个星球。"

只有正视和重视中医发展面临的困境，我们才能直面问题，找准症结，快速推动中医的发展与传承。

第十二问　如何应对中医面临的困境？

我们还得从以下几个方面出奇招，从而改变中医面临的困境。

第一，要强调"以中律中"。在实践当中逐步地摸索和制定出一套"以中律中"的方案和标准，改变目前以西医的标准来评判中医的临床和科研，以此来贬低、否定中医的有效性和成果的局面。

在广东省中医药管理部门和深圳市卫健委以及区委、区政府的领导和支持下，深圳市宝安中医药发展基金会联合宝安区卫生健康局、宝安区科技创新局发起了"新冠肺炎治疗和疫情防控技术研究及应用中医药专项"。这一专项开拓性地创建了全新的、符合中医药发展规律的"以中律中"的课题评审机制，总的资助金额达971万元。

"道阻且长，行则将至；行而不辍，未来可期。"我们正在克服困难，一步步地向着我们的目标前进。

第二，要彻底改变按照西医的模式来培养中医学生的中医教育现状。

这个问题不解决，中医就很难后继有人，中医的事业就很难长期发展。我高兴地看到，现在很多中医学校正在做这件事。

第三，要彻底改变按照西医的方法来管理中医院的现状，要扩大中医的实习和临床基地。

我们看到广东省中医院等一批以中医为特色的中医院在这方面已经开始行动，而且已经积累了初步的经验。

我们还看到深圳的宝安区带头竖起了"纯中医治疗医院"的旗帜，虽然未来困难重重，要披荆斩棘、筚路蓝缕，但是这面旗帜毕竟竖起来了，有一马当先的作用。

第四，我们要弄清楚：什么是真正的中药现代化？不能走废医存药的道路，不能走中药西药化的道路，那是行不通的路。

第三章　中医的出路在哪里

上一章谈及中医面临的种种困境，这一章我就来谈谈中医的出路在哪里。对于中医面临的种种困境，如果说还有路可走，那只有一条路——改革。

本章我还是分三个问题来讨论：

第一，中医为什么必须改革？

第二，怎样认识中医改革？

第三，怎样进行中医改革？

第一节　中医为什么必须改革

我借用鲁迅先生的一句话："沉默呵，沉默呵！不在沉默中爆发，就在沉默中灭亡。"

中医最终的选择是在沉默中爆发。

这爆发、这改革的动力来自两个方面：一是外部形势的发展，二是中医自身内在的需要。

本节分为三问：

我们为什么已经忍无可忍？

我们为什么笑不起来？

为什么说中医改革也是自身内在的需要？

第十三问　我们为什么已经忍无可忍？

一位老人，在生命最后短短一年半的时间接受了五次大手术，小手术则有十几次之多，平均每四十天就要接受一次手术。

一位老人，一米七几的个子，但在最后的岁月，体重只有 46 斤，即 23 公斤，皮都包不住骨头了！这样的老人能经受住这么多和这么大的手术吗？这是在拯救他的生命吗？

时至今日，有人反思：当时的医学理论和在这种医学理论指导下所制订的医疗方案是不是十分荒唐？

面对现在仍然存在的过度检查、过度手术、过度治疗的现状，我们还要继续沉默吗？

实际上，我们已经退无可退、忍无可忍了。

第十四问　我们为什么笑不起来？

面对一些人自得的微笑和开心的大笑，为什么我们总是笑不起来？

一些人在大谈中医的大好形势，我认为这不是大谈中医大好形势的时候，中医还面临着艰难而复杂的局面，还处于困境之中。难道不是吗？

我们不妨接着上一问，来谈谈这位老人的医疗遭遇。

我不过是一个乡野匹夫，也不过是中医界的一个小"毛桃"。但是，凭借着祖先留给我的经验和认知，凭借着我自身的实践和积累，更凭借着集体的智慧和力量，我可以负责任地说，如果当时中医能够发声、能够参与，虽然不敢说可以治好老人的病，夺回老人宝贵的生命，但是起码可以让老人多活几年，甚至十几年，而且可以让老人活得更有质量一些，不至于让老人活得那么艰难、痛苦。我们应该发挥中医的优势，用中医的理念和方法制约那把不可一世的手术刀，让它不能肆意妄为。

当然，老人的医疗遭遇、老人的痛苦和磨难，已经成为过去，成为一场悲剧。

但是，面对这场悲剧，中医不应在那个时候失声，而在这个时候失忆。

现在，那把狂妄、不可一世的手术刀，还在高高地挥舞着。过度诊断、过度治疗时有发生，悲剧还在重演、扩大。面对这样的现状，我们笑得起来吗？

第十五问　为什么说中医改革也是自身内在的需要？

今天，中医之所以面临种种困境，不能全归因于西医的强大、西方文化的强大，更应该深刻地反思自身的问题。

毋庸讳言，中医队伍不同层次、不同程度地缺乏文化自信，这是问题的根本。

"欲人勿疑，必先自信。"自己都不相信自己，还会有什么好的结局？

我们一直在说这个问题，本书的每一章、每一节、每一问都在谈自信。

文化自信讲的是根本的问题——道，下面我们还得讲一讲另一方面的问题——术，讲一些具体的问题。

我们不能不承认，1840 年至今近两个世纪的时间，西医很快地用现代科学技术武装了自己，在具体的医疗技术方面取得了长足的进步，获得了远远胜于中医的优势。

而中医由于主客观方面的原因，起码在 1840 年到 1949 年这段时间，在具体的医疗技术方面，也就是说在术方面，中医的发展可以说远远地落后于西医。

这也是中医的阵地越来越小的重要原因。

这个问题涉及的面比较广、内容比较多，只能择其要者来谈一谈思路。

一是关于诊断技术。

大家知道，近代以来，西医把生物化学上的生化技术、物理上的声光电磁技术都用到了诊断技术上，这是一个很大的进步。

但是由于医学的认知水平不足，还有经济和政治方面的原因，西医过分地强调诊断技术，无限制地扩大诊断技术的应用范围，反而走到了医学的反面，这就是过度诊断造成的恶果。

我认为在诊断方面中医要避免两种误区。

一种误区是中医跟着西医跑，丢掉了望闻问切、四诊八纲在诊断上的优势。很多中医生不会看舌，也不会把脉，只是迷信那一纸化验单和 X 光、CT、核磁共振等检验报告，其结果是舍己之长。

另一种误区就是对于西医在诊断技术上的进步视而不见、充耳不闻，固步自封，不去学习，更不去吸取西医的长处。

失去自信、丢掉自我，是不可取的；固步自封、不去学习，也是不可取的。

对于用西医的诊断技术所出的各种检验报告，中医生要能看，而且要看得懂，不懂也要向他人学习、请教，但是要进得去、出得来，不能舍本逐末，不能被别人牵着鼻子走。

二是关于急诊、急救技术。

有的人认为中医没有急诊和急救技术，只有西医有，这种认识是错误的。

我们看一下《史记·扁鹊仓公列传》，扁鹊给虢太子治病，用的就是急救技术，甚至被人误以为有起死回生之术。

《伤寒杂病论》记载的很多方剂都是用于急救的，例如四逆散、四逆汤、回阳救逆汤、独参汤，还有许多使用附子的方剂，等等。

另外，针灸里用于急救的有针刺人中、针刺会阴、十宣放血等。

当然，西医的急诊和急救技术在很多方面是值得中医学习的。

关于中医急救技术的革新和进步，我们不能不提到一位现代中医大家——黄星垣先生。早在二十世纪六七十年代，黄星垣先生就带领着重庆中医药研究所的一群人继承、发展和创造出中医的许多急救疗法，包括一些急救的方药。

还有江西万友生先生的"寒温一体"论、陕西张学文先生的"截断"论，不仅从理论上，也从实践上创新了中医的急救思想和技术。他们不愧是现代的中医大家。

三是关于针灸。

中国近代以来出现了一大批针灸大家，针灸这个领域可以说是星光熠熠。

从承淡安、程莘农、贺普仁、王雪苔，到现在已经 85 岁高龄，还战斗在临床、科研和教学一线，创造出"石氏醒脑开窍三针"的石学敏先生；从东北的张缙、西北的郭诚杰、岭南的靳瑞，到贵州的刘卓佑和贺志光，由于这些大家的推动，针灸在不断地向前发展，可以说这个领域是发展得最好、把现代技术吸取和融合得最好的领域。

刘卓佑先生是我的针灸导师，他曾经手把手地教我针灸，他是我的恩师，已经去世了，我很怀念他。

贺志光先生也是我的恩师，他现在已经92岁高龄，还在为贵州的中医和针灸事业奔波劳碌，他是我学习的榜样。

四是关于中药的剂型和给药途径的改进问题。

可以说，这是整个中医药事业发展的瓶颈之一，但是也可能是中医药事业发展的一个重要突破口。

大家知道，中药的传统汤剂是中药的重要剂型，也是中药给药的重要途径，但是传统汤药的制备实在是太不方便了。这使中药的发展受到很大的限制，也是现在广大群众不太接受中医的一个重要原因。

但是，解决这个问题不是一件简单的事。

现在流行的方法有两种：一种是中药代煎，另一种就是用颗粒剂来替代汤剂。

我认为，中药代煎这种方法是不可取的，而且可能贻害无穷，它所产生的副作用会随着时间的推移越来越明显。这个问题三言两语说不清楚，我想在适当的时候作更详细的说明。

颗粒剂取代中药汤剂的方法有了长足的进步，但是也存在很多问题。首先是颗粒剂能不能真正地取代传统汤剂，这从理论和实践上还需要做很多研究。

如何用简便、有效、安全的方法和途径来改进中药的给药途径和剂型，取代传统的汤剂，这是一个很大的课题，但非常有意义。我希望有关机构加大投入，同时组织有力的科研团队来进行科研攻关。

第二节　怎样认识中医改革

什么是改革？什么是中医改革？中医改革的性质、任务和目标是什么？这就是本节我要和大家探讨的三个问题。

第十六问　什么是改革？

广义的革命，是指事物在发生、发展的过程中产生的深刻的质的变化。从这点看，改革与改良不同，它应该是包括在广义的革命之中的。它同样促使事物发生深刻的变化。由改革催生的变化，并非脱离事物本体，而是事物本身的自我更新，是螺旋式上升、波浪式前进的过程。

这种认识与中国的传统文化是非常吻合的。

《道德经》说："有物混成，先天地生，寂兮寥兮，独立而不改，周行而不殆，可以为天地母。吾不知其名，字之曰道。强为之名曰大。大曰逝，逝曰远，远曰反。"

《道德经》又说："反者道之动，弱者道之用。天下万物生于有，有生于无。"

这实际上就是指事物的圆周运动，以及物极必反的规律。

综上所述，我们应该得到以下几点认识：

第一，世间的一切事物，就如宇宙的星球一样，是在做圆周运动，做了一个圆周运动以后，又回到它的起点。

第二，正因为它在不断地做圆周运动，所以它能够周行而不殆，始终保持着一种生生不息的活力，所以它可以为天地之母。

第三，这种现象我们不知道它叫什么名字，我们就把它叫做"道"，我们又勉强地替它取了一个名字叫"大"，大就是逝，逝就是远，远就是反，这就叫物极必反，重归原点。

道是大象无形的，但是，它就在我们的身边。道是很大的，它离我们很远很远，而且越走越远，但是它又在我们的身边，这就是万物一体、天人合一。

所以我们能认识到，任何事物离我们越来越远的时候，它就要重新回来了，这就叫物极必反。

正因为如此，我们更不能简单地把"周行而不殆"的"周行"理解成简单的圆周运动，它实际上是事物螺旋式上升、波浪式前进的过程，是一种否定之否定、不断向前的运动。

这就是中国传统文化所说的"道"，中医改革必须遵循"道"。

第十七问　什么是中医改革？

什么是中医改革呢？我们应该怎样认识这场中医改革呢？

时至今日，越来越多的人已经认清现实，面对中医的现状，羞羞答答不行了，遮遮掩掩也不行了，修修补补还是不行了，温良恭俭让同样不行了，任其在种种困境中艰难生存更是不行了，中医只剩下了一条出路——改革。

中医改革也是中医自身更新和发展的需要。

我们必须清醒地看到，中医之所以在近两个世纪的时间里逐渐衰微，除了外界强大的压迫之外，自身也存在很多问题和不足。

自胜者强，如果中医不自觉进行更新和改革，就容易丧失志气、骨气和底气，就不可能跟上新时代的潮流，也不可能自立于世界医学之林，更不可能在这百年变局中有大作为。

这场中医改革是大道之行、大势所趋。

中医改革是大道之行，"大曰逝，逝曰远，远曰反"，这是不可违背的规律。中医改革也是大势所趋。天下大势，浩浩荡荡，这场改革也是不可阻挡的。

朋友，你对这场中医改革准备好了吗？你是准备去推动它，还是去阻碍它呢？你是成为这场改革的动力，还是成为它的绊脚石呢？

在这场改革中，你是准备看他人改革，还是主动地进行自我更新、自我改革，并且用自我更新和自我改革来推动整场改革呢？

对于这场改革，我们不能只做旁观者，而应该做积极的参与者，做弄潮儿。

这些都是我们必须面对和思考的问题。

第十八问　中医改革的性质、任务和目标是什么？

关于这场改革的性质，其实前面的若干问已经涉及这个问题。这场中医改革是要让中医的现状来一次彻底的变化，是一场根本性的改革。

关于中医改革的任务和目标，我先做如下概括，以供大家讨论：

第一，通过这场改革，加强和完善中国共产党对中医工作的全面领导，把中医工作的领导权牢牢地掌握在党的手中。

第二，通过这场改革，中医队伍要自上而下实实在在、真真正正地听党的话，不能听一半留一半，不能阳奉阴违。

第三，通过这场改革，中医队伍应该更加坚定文化自信，将中医的根基更加牢固地扎在中国化、时代化的马克思主义理论之中，牢牢地扎在中华优秀传统文化之中，扎在人民之中，扎在生活之中，扎在时代之中。

第四，通过这场改革，从根本上、从源头上拿回本来就属于中医的话语权，同时牢牢地掌握中医自己的生存权。

第五，通过这场改革，让中医更加清楚地看到自身的弱点、问题和不足，增强自我革新、自我改革的动力和自觉。

第六，通过这场改革，让中医更加自信满满，同时又敞开胸怀，从道和术两个方面都来一次彻底的变革，向优秀的外来文化、科学技术学习，用以武装自己、更新自己，以全新的面貌立于世界医学之林，为人类卫生健康共同体做出中医的贡献。

第三节　怎样进行中医改革

历史的经验告诉我们，任何改革，如果没有正确的思想政治路线做指引，如果没有坚强的组织领导，如果没有全民的广泛参与，都将以夭折和失败告终。

实际上，本节是对第二节内容的延伸，本节也分为三问。

第十九问　为什么说中国共产党的领导是中医改革成功的根本保障？

历史已经无可争辩地证明，中国共产党是中华民族的救星。同时，中国共产党也是中医的救星。

我们说没有共产党，就没有新中国。同样，没有共产党就没有中医的今天，就没有中医的立足之地；没有共产党就没有中医改革，中医改革就不可能成功，也就没有中医的新生，没有中医的明天。

中医改革绝不仅仅是一场囿于单纯的学科性质的改革，也不仅仅是在几个专家、几个中医人的小圈子中间小打小闹的改革，而是一场深刻的思想文化改革，是一场广泛的群众性的社会改革。

中国共产党的领导是中医改革成功的根本保障，是确保中医改革不变质、不变味、不走过场、不半途而废、不夭折的根本保障。

事实证明，中医复苏和振兴的根本就是要听党的话。

也许有人说："你又在讲大话！"

我说："此话是大，但大而不空，是大实话。"

大家想一想，中医面对一硬一软两根大棒、一明一暗两把尖刀，没有举手投降，也没有被消灭，其根本原因是什么？

因为中医和我们的中华民族一样十分幸运，中医在最艰难困苦的时候，一直有中国共产党的领导。

我们来回顾一下历史，看一下事实。

先说我们伟大的领袖毛泽东主席。

1954 年 6 月 5 日，毛泽东主席在与北京医院院长周泽昭谈话时，认为看不起中医药是一种很恶劣的崇洋媚外的思想作风，他指出："对新来的外国东西重视了，对自己本国的东西倒轻视了。按摩，连剃头的、修脚的都能做，就看不起，不叫按摩疗法。看不起本国的东西，看不起中医，这种思想作风是很坏的，很恶劣的。"

这次谈话过后不久，7 月 9 日，毛泽东主席委托刘少奇召开会议，专门传达了他关于中医工作的指示。为了落实毛泽东主席关于中医的指示，党中央采取了一系列重大措施，专门成立了由中宣部、文化中央教育委员会、卫生部指定人员组成的中医问题临时工作组，向各地卫生行政负责人和北京、天津的中、西医传达中共中央关于中医工作的指示。与此同时，卫生部对自身不能正确对待中医的思想和做法进行了反省和检查。

1954 年 6 月，毛泽东主席做出批示："即时成立中医研究机构，罗致好的中医进行研究，派好的西医学习中医，共同参加研究工作。"1955 年 12 月 19 日，由国务院卫生部直接领导的中医研究院正式成立。

从 1955 年底到 1956 年初，卫生部在北京、上海、广州、武汉、成都、天津等地举办了 6 期西医离职学习中医班，从全国范围内抽调部分医学院毕业生及有一定临床经验的西医参加培训，系统学习中医理论和治疗技术。中医班历时两年半，参加学习的共有 300 多人。

1978 年 9 月党中央 56 号文件转发卫生部党组《关于认真贯彻党的中医政策，解决中医队伍后继乏人问题的报告》。邓小平同志在批示中指出："这个问题应该重视，特别是要为中医创造良好的发展与提高的物质条件。"

党的十八大以来，以习近平同志为核心的党中央高度重视中医工作，一次次实地考察、一次次决策部署，为中医药传承、发展、创新指明了方向和道路。

2015 年 12 月 18 日，习近平主席致中国中医科学院成立 60 周年贺信中指出："中医药学是中国古代科学的瑰宝，也是打开中华文明宝库的钥匙。"

2016 年 12 月 25 日，《中华人民共和国中医药法》发布，自 2017 年 7 月 1 日起施行。

2019 年 10 月，全国中医药大会召开前夕，习近平主席对中医药工作做出重要指示："要遵循中医药发展规律，传承精华，守正创新，加快推进中医药现代化、产业化，坚持中西医并重，推动中医药和西医药相互补充、协调发展，推动中医药事业和产业高质量发展，推动中医药走向世界，充分发挥中医药防病治病的独特优势和作用，为建设健康中国、实现中华民族伟大复兴的中国梦贡献力量。"

2019 年 10 月 20 日，中共中央、国务院提出《关于促进中医药传承创新发展的意见》。

2021 年 2 月 9 日，国务院办公厅印发《关于加快中医药特色发展的若干政策措施》。

以上历史事实表明：没有共产党就没有新中国，同样，没有共产党就没有中医的今天。

历史已经证明，中医的兴衰与国运紧紧相连，中医能否发展进步也与我们是否能够全心全意、不折不扣地听党的话息息相关。

老百姓说了一句最直白、最朴实的话："戴花要戴大红花，听话要听党的话。"事实证明，听党的话，是中医发展的关键，是中医复苏、振兴之根本。在这个根本的问题上，我们绝不能动摇，绝不能阳奉阴违。

第二十问　为什么说思想文化改革是中医改革的灵魂？

中医是中华优秀传统文化的重要组成部分，也是中华优秀传统文化的重要标志。

伟大领袖毛泽东主席曾说："中国对世界有三大贡献，第一是中医……"又说："中国医药学是一个伟大的宝库，应当努力发掘，加以提高。"

在新的时代，习近平主席说："中医药学是中国古代科学的瑰宝，也是打开中华文明宝库的钥匙。"

中医是有灵魂的，它的灵魂就是思想和文化。思想文化改革就是中医改革的灵魂，中医改革必须从灵魂上做起。

年龄在六十岁以上的从事中医工作的同仁大概不会忘记在改革开放初期中医领域发生的两件大事。

第一件是邓小平亲自签批的中发〔1978〕56 号文件。这是当时的卫生部党组呈报中共中央的一个文件，题目叫做《关于认真贯彻党的中医政策，解决中医队伍后继乏人问题的报告》。

第二件是 1982 年在湖南衡阳召开的"全国中医医院和高等中医教育工作会议"。

〔1978〕56 号文件是要解决中医队伍后继乏人的问题。衡阳会议

是要解决中医院和高等教育到底是姓"中"还是姓"西"的问题。

这两个问题都是当时根据中医的现状提出的亟待解决的问题，都是具有方向性、路线性的问题。这两件大事实施力度大、影响深远。

令人遗憾、痛心的是，随着时间的推移，它们的精神逐渐被遗忘，它们所产生的影响逐渐被淡化了。

直面现状，中医队伍后继乏人的问题解决了吗？中医院和中医高等教育姓什么的问题解决了吗？

客观地说，没有。

相反的是，正如我前面所说，中医面临的困境越来越多。

原因是什么？

我想就是中医缺乏一次灵魂上的、思想文化上的、根本的改革。

我再重复一句话：遮遮掩掩是不行的，羞羞答答也是不行的，温良恭俭让肯定也是不行的。中医必须从思想文化深处来一次根本的改革。

第二十一问 为什么说中医改革必须是一场全民广泛参与的改革？

在以习近平同志为核心的党中央的领导和推动下，一场文化思想领域全民广泛参与的改革已经蓬勃地展开。博物馆热、文物热、非遗热、传统节日热等"国潮"火爆流行，《最美中国戏》《中国诗词大会》《记住乡愁》等专题节目在最有影响力的电视台广泛播出，这些现象说明了这个问题，也起到了示范和动员的作用。

我们坚信，一场群众性的、全民参与的、自上而下的、老幼皆宜的、雅俗共赏的、深入人心的中医热也必然掀起。

掀起中医热，不仅仅是专家们的事，还是中医从业者和爱好者的事，更是全民的事。

传统文化是一个国家、一个民族传承和发展的根本。如果我们丢掉了中华优秀传统文化，我们就割断了自己的精神命脉，这是非常危险的。

我们不能丢掉中医，不能丢掉我们的优秀传统文化，不能丢掉我们民族的灵魂和精神命脉。

中医改革就是要把对中医的自信、对中医的热爱，牢牢地扎根在14亿多中国人民的心中。只要中医受到广泛的关注，中医才能立于不败之地。

第四章　中医肩负着什么

"反者道之动，弱者道之用。"如前章所言，一场中医改革必然展开，而且必然会取得胜利，中医必然在这场改革中浴火重生，中医从业者应该认识到所肩负的责任和使命。

中医首先要肩负起复苏、振兴自身学科的责任。

不仅如此，中医还应在振兴中华优秀传统文化中，在振兴中华、实现中华民族伟大复兴的中国梦中贡献自己的力量。

本章分为三节：

第一节，中医如何实现自身学科的复苏与振兴？

第二节，如何看待中医的复苏与振兴和中华优秀传统文化之间的关系？

第三节，中医如何在实现中华民族伟大复兴的中国梦中做出贡献？

第一节　中医如何实现自身学科的复苏与振兴

面对中医的困境，我们要抗争，要改革，要振兴。

第二十二问　为什么我们要重复"道阻且长，行则将至；行而不辍，未来可期"这句话？

显然，我在这里要强调的是，中医复苏和振兴的道路是艰难的、曲折的、坎坷的、漫长的。这是现实告诉我的，也是我从事中医工作的经历告诉我的。

王阳明先生说："破山中贼易，破心中贼难。"

中医复苏和振兴的关键，恰恰在于"破心中贼"。

我这一代人，甚至追溯到上一代人，实际上，我们或多或少，或深或浅，都受到了西方文化和西医的影响。现代科学技术给经济和社会发展带来了巨大进步，西医也得到了迅速发展，并极大地保障了人民的健康。而我国以往对中国传统文化教育的忽视，使得以中国传统文化为生存土壤的中医日益势弱。

但是，只要我们认识到现实的危险性，认识到现实是生死攸关、不可回避的，那么我们就可以回到前面所说的那句话："道阻且长，行则将至；行而不辍，未来可期。"

中医的前途是光明的。

 第二十三问　为什么又要强调"术以载道"？

"以道驭术"固然重要，"术以载道"也不可或缺。根和本固然重要，枝和叶也不可或缺。没有枝和叶吸收阳光雨露反哺给根和本，也就没有根深柢固。何况根与本，特别是置身于深深的泥土和岩石中的根，人们很难看见，至少是看不全。而繁茂的枝叶，婆娑摇曳，总给人以勃勃生机，让人感觉生命是实实在在地存在的，让人对未来充满憧憬和希望。

我在这里又一次强调"术以载道"，就是提醒大家，特别是中医临床医生，不要做空头理论家，要拿出实实在在的真本领、硬本领，拿出高超的医疗技术和技能，突出中医的疗效，证实中医的存在，让中医既根深柢固，也枝繁叶茂。

为了强调"术以载道"，我还要提醒大家注意（"大家"包括初学中医的朋友和正在从事中医临床工作的朋友），中医有个常用的词叫做"病机"。这个词是中医独有的，西医没有，这个词体现出中医的特点和优势。

什么是病机呢？

病机是一个远远大于西医的病因和病理的概念，它是包括病因、病理在内的疾病的发生、发展、现状、演变，涉及阴阳的平衡、五行的关系。由病机可以产生治则和治法，甚至理法方药的整体思路等。

由此可见，病机体现了中医"万物一体，天人合一"的核心思想，是阴阳五行学说的具体而生动的体现，是中医道与术之间重要的天然桥梁和纽带。

中医的历代医学家都非常重视病机的学习和研究，最突出的是唐代的王冰、金元时期的刘河间和明代的张景岳。

对于病机的重要性，张景岳一针见血地指出："机者，要也，变也，病变所由出也。"他把病机看成疾病的由来和变化的枢机、要害和关键。

的确如此，临床实践告诉我们，抓住了病机，就抓住了疾病辨证施治的牛鼻子。

《黄帝内经·素问·至真要大论》在列举了十九条病机作为示范之后，又强调"谨守病机，各司其属，有者求之，无者求之，盛者责之，虚者责之"，告诫我们，对于病机我们既要恭谨地牢牢地守住它，又要灵活地、辨证地对待它，还要认真地、仔细地探究它其中的真谛。

这段话如果用今天的话来说，就是八个字：有的放矢，实事求是。

说到这里，我真是非常高兴，如果我们再回顾一下 1941 年毛泽东主席在《改造我们的学习》中对这八个字的诠释，是不是更有意思？

作为一名中医，用这样的认知来理解病机，来指导对中医理论的学习，来指导中医的临床实践，是不是更有意义？是不是更能将道与术自然地、有机地结合起来？是不是更能体现知行合一的思想？

黄帝、岐伯是我们的祖先，是古代的圣贤，毛泽东主席是现代的伟人。我们把他们的思想结合起来，指导我们学习中医，进行中医实践，是不是很有趣味？是不是更能提高我们的认知？

在这一问中，我提出了"什么是病机"这个问题。至于对病机进一步的认识和运用，我准备放在下面的章节来和大家探讨。

第二节　如何看待中医的复苏与振兴和中华优秀传统文化之间的关系

习近平主席说："中医药学是中国古代科学的瑰宝，也是打开中华文明宝库的钥匙。"

事实证明，中医的复苏和振兴是中华优秀传统文化复苏和振兴的一部分，也是中华文明复苏和振兴的一部分，一荣俱荣，一损俱损。

第二十四问 为什么说中医复苏与振兴的关键还是要坚定文化 自信？

有些道理因看似浅显，所以许多专家和学者就羞于启齿，不愿谈。正因如此，恰恰造成了对这类问题的忽视。

我还是要重复，还是要强调：第一，听党的话是中医复苏与振兴的根本；第二，坚定文化自信是中医复苏与振兴的关键。

关于根本，我前面用了一句老百姓最直白、最朴实的话——"戴花要戴大红花，听话要听党的话"，希望我们以此共勉，把话落到实处，这是重中之重，决定着中医的生死存亡。

下面再来谈一谈第二点，坚定文化自信是中医复苏与振兴的关键。

我们必须看到，中医不仅是一门单纯的医疗技术，也不仅是一门单纯的科学，它的根和魂是文化，是文明。

中医所面临的种种困境在一定程度上也代表了中华优秀传统文化所面临的种种困境。

毛泽东主席早在 1939 年就警告我们，帝国主义不仅对我们进行军事侵略、经济侵略，还对我们进行文化侵略。

我们必须看到，保卫中医就是保卫我们的中华优秀传统文化，就是保卫中华文明，也就是保卫我们的国家和民族。

"欲人勿疑，必先自信。"中医从业者只有坚定文化自信，才谈得上中医的复苏与振兴，这是问题的关键。

可以这样说，没有坚定的文化自信，就谈不上中医的复苏与振兴。

第二十五问　为什么说中医的复苏与振兴要从自己做起？

如果仅仅从道理上来说，这个问题真是再简单不过了，可以说是一个承接前面诸问的顺理成章的问题。

中医的复苏与振兴首先关系到每一个中医工作者，也与我们每一个中国人有关。道理好像是如此简单，但要真正、深刻地认识这个道理，也并不是那么简单，付诸行动则更难。

怎样才能做到知行合一？"知者行之始，行者知之成。"

第一，要敢于直视和面对现实，要有危机意识，要有强烈的责任感。

第二，我们用不着回避。我们的中医队伍本身就很弱小，而且步调也还不够统一，不够一致。如果每个中医工作者都因为这样或那样的原因而置身事外，中医又将面临什么样的局面？

第三，"把我们的血肉，筑成我们新的长城！"朋友们，这"新的长城"是要用"血肉"来筑，这"血肉"是他的，是你的，也是我的。我们舍得吗？我们敢于、甘于献出我们的血肉吗？

我们要敢于发出这样的"灵魂之问"。

第三节　中医如何在实现中华民族伟大
复兴的中国梦中做出贡献

"位卑未敢忘忧国。""国家兴亡，匹夫有责。"我们既要胸怀大志，又要脚踏实地。在实现中国梦的伟大事业中，我们不能做旁观者，而要做参与者，要做一名真正的战士。

第二十六问　为什么说我们不能自轻自贱，小看了自己？

或许有人说，我就是一个小得不能再小的"毛桃"，我就是一个中医的基层工作者，我就是一个普普通通、刚出学校的中医生，我就是民间的现在还在拼死拼活考执照的中医生。我也和你一样，深知生活的苦衷和无奈。我只想讲两个观点，供你参考。

观点一："位卑未敢忘忧国。""国家兴亡，匹夫有责。"

观点二："肉食者鄙，未能远谋。"

我们先来说观点一。

宋代诗人陆游在被贬谪途中，大病之后瘦得连帽子都戴不牢，瘦骨嶙峋，他勉强支撑起身体，在凄冷的江风之中，发出了"位卑未敢忘忧国"的呼喊声。

明末清初的思想家、学者顾炎武，更是提倡把国家的兴亡担负在普通老百姓的身上，担负在每个"匹夫"的身上。

这就是中华民族的脊梁。

我们再来看观点二。

很多人读过《左传》里面的一篇短文（不到1000字），叫《曹刿论战》。

春秋时期，齐国是个大国，鲁国相对是个小国，是个弱国，齐国发兵攻打鲁国。

鲁庄公带兵，准备应战。

有一位乡野匹夫，叫做曹刿，请求面见鲁庄公。

同乡朋友劝曹刿不要参与此事，说："肉食者谋之，又何间焉？"这些国家大事是那些吃肉的人、身居高位的人考虑的问题，你何必参与其中？

曹刿说："肉食者鄙，未能远谋。"那些吃肉的家伙、那些身居高位的人，他们的目光是非常短浅的，他们考虑问题不可能长远，也不可能周到。

最后，在曹刿的参与、参谋甚至指挥之下，鲁军大败齐师。

人的智慧、能力和地位、名望是没有什么关系的。

只有人民才是创造历史的动力。

是的，我们小得不能再小，我们普通得不能再普通，但是我们不能妄自菲薄。

我们不能自轻自贱，小看了自己。

我们的千万只手撑起了一片天；我们是那无名的小草，却充满勃勃的生机；我们是那长在青苔上的小小苔花，也为春色添光增彩。

《小草》歌中唱道："没有花香，没有树高，我是一棵无人知道的小草。"这首歌是多么动人心弦，是多么催人上进。

我在这里介绍清代诗人袁枚的一首震撼灵魂的小诗：《苔》。

苔

（清）袁枚

白日不到处，青春恰自来。

苔花如米小，也学牡丹开。

第二十七问　从哪些方面来重振中医的辉煌？

无论是乡野匹夫，还是小"毛桃"，作为一个中医工作者，无论地位高低，也无论名望大小，都要不计名利、不顾得失、不畏人言，担起这份责任。只要我们团结起来，相信自己，相信团结的力量，中医振兴就一定有希望，我们要做现代的曹刿。

针对当前的实际情况，我冒昧地提出几点建议，抛出一个希望能引出真知灼见的提纲，也抛出一块希望能引出真正宝玉的砖头。

第一，加强和完善党对中医的全面领导。一定要用马克思主义来指导中医发展。

第二，中医界要真正、彻底地去名利化，要打造一支没有名利包袱的"轻骑兵"，为整个中医界，也为社会，特别是为我们年青一代的中医工作者树立良好的榜样，以纠正和防止导向性错误。

第三，改进中医机构（中医研究机构、中医院、中医学校）的人才培养目标、培养渠道、培养方式，让学生真正地走上中医的轨道。

第四，加强中医文化的建设，从舆论宣传上，从教师队伍建设上，从学科建设上，从科研、教育等方面的评价体系上予以保障，树立起"以中律中"的正确方向。

第五，培养、组建中医的督导队伍，设立专门的中医督导机构，保证中医信"中"、姓"中"而不走偏。

第二十八问　中医能为人类卫生健康共同体做出贡献吗？

这是当然的，这是肯定的。中医应该且能够为此做出贡献。

构建人类卫生健康共同体，构建人类命运共同体，这些重要思想都是习近平主席提出来的，我们一直在为此付出行动。人类卫生健康共同体是人类命运共同体的重要组成部分，在这个领域，中医更是大有可为。

在这次新冠疫情中，在以习近平同志为核心的党中央的坚强领导下，中国取得了举世瞩目的好成绩，感染率、死亡率都是世界最低，而且取得了抗疫和经济建设双重胜利。其中也有中医的贡献，这是有目共睹的。

中医的"万物一体，天人合一"的核心思想、中医对疫戾的认识，为抗疫以预防为主、"治未病"的理念提供了理论支撑。中医的阴阳五行学说也为对抗新冠病毒感染要重视整体、进行多靶点诊断和治疗的方法提供了正确的思路。

中医对疫病的"避瘟、净秽、普济、辨治"的管理和处置方法，也与集中隔离、集中治疗、动态清零等措施不谋而合。

以清肺排毒汤为代表的抗疫中药方剂更体现了传承创新的精神。

针灸、推拿、按摩、八段锦等大众化、接地气的治疗手段，体现了中医植根于生活、植根于人民的特色，均拥有很好的效果。

可以这样说，在这次抗疫中，中医体现了中国特色、中国精神，展现了中国力量、中国风采。

中医植根于中华优秀传统文化之中，展现人类卫生健康共同体、人类命运共同体的精神。中医的作用在抗疫斗争中已经得到充分的体现，中医也必将在下一步的工作中做出更大的贡献。

第五章 为什么学中医

本章我们将逐层讨论以下三个问题：

第一，为什么学医？

第二，为什么学中医是我们的首选？

第三，怎样更进一步认识中医的深远意义？

第一节　为什么学医

人类自诞生以来，就面临着生老病死，面临着健康繁衍，也就面临着医学，面临着医学的继承、发展和创新。

第二十九问　为什么我们应该学一点医学知识？

医学是人类文明进步的重要组成部分，学习、继承和发展医学知识，是全人类的健康繁衍的需要。

作为个体的人，我们也应该学一点医学知识，也应该自觉地接受医学科普教育，不断地提高自身的健康意识和医学素质。

为什么呢？

这是一个显而易见的问题。

作为人，难道我们不应该对生老病死有正确的认识吗？难道我们不应该养成健康的身心状态和生活习惯吗？难道我们不应该努力争取和保持清醒的头脑，尽量避免自己和亲人跌进各种医疗陷阱之中受尽磨难，最后人财两空吗？

中华民族不仅已经扫盲成功，而且接受高等教育的人数在不断增加。也就是说，有文化的人越来越多。作为一个有文化的人，难道我们不应该努力学一点医学知识，努力将自己的健康和生命掌握在自己的手中吗？

不仅如此，作为有文化的人，难道我们不应该在医学科普工作中做出一点自己的贡献吗？

从小处说，我们学一点医学知识，是为了自身的健康，是为了我们亲人的健康；往大处讲，我们学一点医学知识是为健康中国的建设贡献自己微薄的力量。

第三十问　为什么说做一名专业医生是光荣的？

前一问说的是，作为个人，无论学历高低，无论从事什么职业，甚至无论在哪一个年龄段，都应该学一点医学知识。这种学习对于大多数人来说，当然主要是指业余的学习。

这一问，我准备谈一谈，有关一名准备成为或已经成为专业医生的人的事。

我认为，做一名专业医生是光荣的。

为什么呢？

第一，一名以医为业的专业医生必定终身学习，而且一直在一种强大的压力下终身学习，终身负重前行。

这是为什么呢？这是由医学的目标、任务的宏大和整个人类对自身认识的贫乏之间的矛盾决定的。这是由社会对医学和医生这个职业的理想化要求和并不理想的实际情况之间的矛盾决定的。

当代著名科学家施一公先生对于人类知识的局限曾经做过这样

很直接的论述。他认为，我们人类在对外部世界和自身的内部世界的探索上还存在很多未知的领域，我们所了解的不过是整体的4%～5%。也就是说，还有95%～96%的知识是我们所不了解的。

《人民日报》曾经发表过一篇短评，明确地指出，人类对于自身的了解，对于生老病死，还处于一种很初级的、粗放的阶段。

最近更有医学家指出，实际上我们现在的医学界，能有效治疗的疾病不过十种左右，而面对大量的疾病，我们的治疗实际上是无效的。

所以，医学实际上是一个很艰难的领域，是一个明知不可为而为之的专业领域。

第二，社会对专业医生的医德和医术有很高的要求，这必然促使专业医生终身学习。

专业医生实际上不过是芸芸众生中极为普通的一员，但是社会称之为白衣天使，称之为救死扶伤的使者，称其为人和为医是仁心和仁术。这种社会赞誉背后是人们对专业医生的期待。

第三，这些年来，医患矛盾偶有发生。医患关系难以相向而行，成为医生这个职业的困境之一。

正因为艰难，正因为窘困，也正因为任重道远，所以做一名专业医生是非常光荣的，而且这种光荣还带着一点悲壮的色彩。

医生同行们，有这样的认识会不会使我们的精神压力稍微小一点？或者我们可以把压力变成一种强大的精神动力。

第三十一问　对一名合格的医生的基本要求是什么？

这是一个很重要的问题。

在这一问，我首先想到的是孙思邈的《大医精诚》、古希腊的《希波克拉底誓言》，甚至我会追溯到《黄帝内经·素问·征四失论》和《黄帝内经·素问·疏五过论》。

我会想到张仲景对我的启发，会想到中医名家裴一中、叶天士、柯韵伯等人对学医者所提出的医德和医术方面的要求。

我还会想到各级、各层管理者对一名医生的基本要求——各种各样的规则和规范条文。

如前所述，作为一名专业医生，背负着很重大的责任，同时也承受着巨大的压力，这种压力首先是精神上的。

同时，学医者在专业上，要学的东西有很多，要记要背的东西也有很多，加上要背诵这么多作为一名合格医生的基本要求和条款，压力怎么会不大呢？

常言道："真传一句话，假传万卷书。"

在这个问题上，我们能不能"大道至简"，抓住最关键、最要害的问题呢？

我认为是完全可以的。

首先，我们要力争做到"抱一"。

《道德经》说："抱一为天下式。""天得一以清，地得一以宁，神得一以灵。"

苍天得"一"则高远、清朗，大地得"一"则宁静、不浮躁，我们的心得"一"才空灵，才会出智慧，才会抓住问题的关键。

问题的关键是什么呢？就是要回归我们的初心。我们学医、做医生是为了什么？做好医生的根本是什么？

我看就是毛泽东主席概括的五个字："为人民服务。"也是习近平主席力行和倡导的八个字："我将无我，不负人民。"

进一步说，如果我们要找到做一名合格的医生的规范、范本，我认为我们要认真、反复、结合实际地学习毛泽东主席的老三篇：《纪念白求恩》《为人民服务》和《愚公移山》。

《纪念白求恩》中的医生白求恩对于医务工作者来说是一个很立体的标杆。

毛泽东主席号召我们大家学习白求恩的无私精神。他说："从这点出发，我们就可以变为大有利于人民的人。"还说："一个人能力有大小，但只要有这点精神，就是一个高尚的人，一个纯粹的人，一个有道德的人，一个脱离了低级趣味的人，一个有益于人民的人。"

他还说："白求恩同志毫不利己专门利人的精神，表现在他对工作的极端的负责任，对同志、对人民的极端的热忱。"

他还对一种人提出了尖锐的批评。他说："不少的人对工作不负责任，拈轻怕重，把重担子推给人家，自己挑轻的。一事当前，先替自己打算，然后再替别人打算。出了一点力就觉得了不起，喜欢自吹，生怕人家不知道。对同志对人民不是满腔热忱，而是冷冷清清，漠不关心，麻木不仁。"

毛泽东主席这是在教导我们，为医首先要学会做人。

同时，他老人家还教导我们："白求恩同志是个医生，他以医疗为职业，对技术精益求精。"

这是从医德和医术两个方面，对从事医务工作的人、对专业医生提出了要求。

毛泽东主席在延安为纪念一个为人民的利益而牺牲的普通战士，写了一篇名为《为人民服务》的文章。这篇文章以最朴实的语言体现了最伟大的精神，告诉我们：我们唯一的宗旨和目标就是为人民服务，一切的一切都要以此为出发点，为基准，为落脚点。我们要坚持好的，改正错的，要勇于牺牲，要实现我们生命的价值。

毛泽东主席看到革命的道路曲折、艰难而漫长，他又写了一篇文章——《愚公移山》，号召我们要用愚公的精神来对待我们眼前的困难，要坚持到底，行而不辍。我们的前途一定是光明的，我们的未来一定是可期的。

毛泽东主席指明了我们眼前存在的问题，同时也给我们指明了努力和前进的方向。

可以说，这就是医务工作者乃至各行各业从业人员的行为准则和做人的圭臬。

第二节 为什么学中医是我们的首选

主张学中医是我们的首选，会不会是一种偏见？

我可以明确地告诉你，这不是一种偏见，而是一种明智的选择。

为什么这么说？请听我慢慢道来。

第三十二问 为什么首选中医？

因为我是一个中国人，所以我深知中医行。

中医不仅为中华民族的繁荣昌盛做出不可磨灭的贡献，而且正在走向世界，为越来越多的外国朋友所认同、称道和学习。中医正在为人类卫生健康共同体做出贡献。中医的道和术都深刻地影响着全人类。

因为我是一个中国人，所以更深知中华优秀传统文化行。

它不仅要我们自强不息，也要我们厚德载物，要我们顶天又立地。

它不仅要我们自美其美，也要美人之美、美美与共，虚心地向他人学习。

它既要我们坚定自信，又要我们虚怀若谷。

可以说，中华优秀传统文化站位高、胸怀广，是我们可以竖起大拇指说"中"的文化，是靠谱的、有智慧的文化，当然也是科学的、有前途的文化。

因为我是一个中国人，所以我能理解、能接受中国式现代化，也能理解、能接受以中国式现代化全面推进中华民族伟大复兴，实现伟大的中国梦，而且我一定会义无反顾地投身其中，为之终生奋斗。学习、弘扬和振兴中医是我们为实现伟大事业所奋斗的方向。

第三十三问　为什么说首选中医是由中医的文化特征所决定的？

在上一问中，我提出了一个看似平淡无奇，实际上非常深刻而尖锐的问题。

承接上一问，请大家想想：为什么说首选中医是由中医的文化特征所决定的？

我在第一章开头用了相当多的篇幅论述了怎样理解中国、什么是中医、什么是中华优秀传统文化。其实这三个问题可以互为诠释，是相互交融、不可分割的。

这三个问题的答案也是本书立论的根本和基础。

中医是传统的中国医学，应扎根在生活之中，扎根在中国人民和中华民族之中，扎根在中华优秀传统文化之中。在新时代，中医更是努力地将自己的根深深地扎在中国化、时代化的马克思主义之中。

所以，中医具有鲜明的民族性和时代性，具有传承精华、守正创新的精神，不仅为中华民族的健康和繁衍做出了贡献，而且正在走向世界，正在为人类卫生健康共同体做出贡献。

中医体现了中华优秀传统文化的特征。

我试着来概括一下中华优秀传统文化的主要特征。

其主要特征起码有以下四点：站位高、胸怀广、视野宽、脚跟稳。

站位高，是因为它体现了"万物一体，天人合一"的整体思想。

胸怀广，是因为它不仅主张各美其美，更主张美人之美、美美与共，由此而走向天下大同的目标。

视野宽，是因为它的思维方式不仅能看到眼前的东西，更能看到事物的本质和事物之间的联系，这也是阴阳五行学说的基本思维方法。

脚跟稳，是因为它不断地提醒我们，既要自强不息，也要厚德载物。它所倡导的是一种顶天立地的思想，所以它的脚跟是稳的。

大家看，中医教给我们的，不仅是为医之道，更是为人之道。中医教我们怎样认识和对待自己，怎样认识和对待自然，怎样认识和对待历史，怎样认识和对待今天和明天，还有怎样认识和对待现实和未来。

中医把医道、人道、地道和天道结合起来，而不是使其各自孤立。这样的医学难道不应该为我们学医者首选吗？这样的医学难道不值得我们去热爱、去学习、去发扬吗？

第三十四问　为什么说中医不仅属于中国，也属于世界，属于全人类？

虽然中医的发展面临着诸多困境，但在海外，例如在欧美许多国家和地区，中医依然被青睐、被追捧、被视若珍宝。在海外，中医发展兴盛。

据统计，目前世界已有 120 余个国家和地区设立了中医机构，全球接受中医治疗，包括针灸、推拿及气功治疗的人数迅速增加，占全世界总人口的三分之一以上。

美国的 50 个州中已有 40 多个州立法承认针灸，准许办理执照或注册。在美国，每年接受针灸治疗者超过 1200 万人。美国约有 70 所中医学校，招生达上千人。美国的哈佛大学、斯坦福大学都建立了专门的中医研究室。斯坦福大学还专门设立了 "美国中药科学研究中心"，集中了一批医药精英，选用最先进的仪器设备，专门从事中草药的研究开发工作。

日本全国有 85% 的人接受中医治疗，约有 65% 的医生会使用汉方药，从事汉方医学，包括针灸、按摩的医师超过 10 万人。日本全国有 10 余所汉方医学专业研究机构。日本 44 所医科及药科大学建立了生药研究部门，20 多所综合大学设有汉方医学研究组织。

荷兰现有中医诊所 1500 余家，接受针灸治疗的人数约占荷兰总人口的 15%。德国的针灸师已近万人，针灸疗法已被广泛应用于医院临床各科。澳大利亚有中医针灸诊所 2000 余家，每年至少有 280 万人次接受中医诊疗。

我再追问一句，为什么会出现这样的现象？概言之，这是构建人类卫生健康共同体的成果，是人类追求和平、和谐、团结、智慧和真理的需要，是构建人类命运共同体的需要。

习近平主席提出构建人类命运共同体理念，倡导弘扬全人类共同价值，把我们的认知水平提高到了一个新的高度。

全人类共同价值的思想超越了差别鸿沟，以人类共同利益为焦点，凝聚起不同文明的价值共识。

可以说，中医正是这种文明价值共识的具体体现，可以成为全人类达成价值共识的桥梁和纽带。

中医正在吸引着世界一切爱好和平、团结的人，正在吸引着一切有识之士。中医源于中国，惠及世界，它不仅属于中国，更属于全人类。

第三节　怎样更进一步认识中医的深远意义

毋庸讳言，我一直在宣扬立足中医、胸怀中华、放眼全球的思想。这种思想是不是有点好大喜功、不切实际、不接地气呢？其实并非如此。

第三十五问　怎样理解"不为良相，便为良医"的思想价值？

"不为良相，便为良医"这句话出自北宋伟大的政治家、文学家、思想家范仲淹，不仅是范仲淹政治实践的写照，也是他人生价值的选择，历来为中医界所推崇。近千年来，此言一直是中医从业者重要的思想支柱和行动圭臬。

那么，在新时代，为中医者又应该怎样来理解"不为良相，便为良医"这句话深刻的思想价值呢？

我想就此谈一点自己的心得体会，请大家批评指正。

第一，我们还是要回到学医的初衷上，向自己提问：为什么要学医？为什么要学中医？为什么要做这样的职业选择？我们学医仅仅是为了养家糊口、安身立命吗？

我们一起来看看 17 岁的马克思在《青年在选择职业时的思考》中写的一段话：

"在选择职业时，我们应该遵守的主要指针是人类的幸福和我们自身的完美。……人只有为同时代人的完美、为他们的幸福而工作，自己才能达到完美。"

第二，在现实中，你当然可以立志做"良相"，但社会不一定会给你、给每一个人这样的机会。范仲淹不是曾经为相而又一再被贬谪吗？但是，如果你立志做一名良医，只要不懈努力，是完全可能做到的。这也是《孟子》里"穷则独善其身，达则兼济天下"的思想体现。

其实，作为良医，既可以独善其身，也可以兼济天下。范仲淹的睿智之处，就在于他找到了良相和良医之间的"最大的公约数"，找到了良相和良医在本质上的共同点。

由此，回顾青年马克思在职业选择上的思考，再联想毛泽东主席在《纪念白求恩》一文中的有关论述，我们会发自内心地惊呼：这些思想是如此相似！

习近平主席说："中国梦是中华民族团结奋斗的最大公约数。"

农工兵学商，东西南北中，无论你在海内还是海外，也不管你是男还是女，是老还是幼，当然更不论高低贵贱，我们都要团结在一个同心圆内，这个同心圆的圆心就是中国共产党。我们要在以习近平同志为核心的伟大的中国共产党的领导下，以中国式现代化全面推进和实现中华民族伟大复兴的历史伟业。我们要为实现共同的中国梦踔厉奋发、勇毅前行。

当然，不管你是"良相"还是良医，在这伟大的事业中，都有自己的责任，都有自己的担当。

第三十六问 怎样理解"横渠四句"与学中医之间的关系?

"为天地立心,为生民立命,为往圣继绝学,为万世开太平",是北宋著名的思想家、哲学家张载的名言。

张载出生于现在的陕西省宝鸡市眉县横渠镇,世人称他为横渠先生,所以现代哲学家冯友兰先生把张载的这句话称为"横渠四句"。

"横渠四句"言简而意宏,历来为读书人所推崇,作为为人、为业、为官的准则,作为精神食粮和行动的动力。

"为天地立心":天地本无心,我们用自己的心投射在天地之上。

"为生民立命":我们要把自己的命运和老百姓的命运融为一体,捆绑在一起,与百姓同甘苦、共命运。

"为往圣继绝学":我们要传承精华,守正创新,让我们的中华文明、中华文化和中华精神永不断流,让它们如同黄河、长江一样,永远滚滚向前。

"为万世开太平":我们的心中装的不仅是自己,还有整个国家和民族,甚至包括整个世界、整个人类社会。

2006 年 9 月出访欧洲之前,国务院总理温家宝在接受外媒记者采访时,就引用了"横渠四句",以表白自己的志向和心迹。

习近平主席在知识分子、劳动模范、青年代表座谈会上也提到了"横渠四句"。

毛泽东主席在《纪念白求恩》这篇文章中教导我们，希望我们能"做一个高尚的人，一个纯粹的人，一个有道德的人，一个脱离了低级趣味的人，一个有益于人民的人"。希望我们能成为这五种人，其精神和"横渠四句"不是也有很多共通之处吗？

我们要特别注意，毛泽东主席还提到："白求恩同志是个医生，他以医疗为职业，对技术精益求精。"

以上是我对"横渠四句"的粗浅理解。如果我们把"横渠四句"和上一问的"不为良相，便为良医"结合起来学习和理解，可能会有更深层的认识。

第三十七问　为什么说中医应该在中国式现代化的新征程中贡献自己的力量？

中国式现代化，这一思想的提出具有伟大的现实意义和深远的历史意义。

现代化并不等于全盘西化、全盘欧美化，而是要有中国的特色。我们的现代化要体现中国的内涵、中国的精神、中国的风貌，我们走的是中国式现代化的道路。

我们要"以中律中"，而不是"以西律中""以洋律中"，如果我们能做到这样，那些将中医污名化，说中医这也不科学，那也是伪科学的说法就不攻自破了。

中国式现代化，既不妄自菲薄，也不妄自尊大，绝不走封闭保守的老路，也不走改旗易帜的邪路，这才是中国的现代化道路。

可以说，中国式现代化，大大提高了中医的站位，扩展了中医的视野，拓宽了中医的心胸，廓清了中医发展的道路，指明了中医前进的方向。

现在，我们重温习近平主席"中医药学是中国古代科学的瑰宝，也是打开中华文明宝库的钥匙"这一论断的时候，就觉得格外亲切，也更加底气十足了。

我们只有更加认真地学习，更加深刻地认识和理解中国化、时代化的马克思主义，把马克思主义基本原理同中国具体实际相结合，同中华优秀传统文化相结合，才能更加深刻地认识和理解中国式现代化的伟大和深远意义。

可以说，中国式现代化的提出，为中医振兴提供了强大的动力。

中医工作者在中国式现代化的伟大征程中，不能只做看客，而要做积极的参与者，要全身心地投入，为中国式现代化做出应有的贡献，为振兴中华、为实现伟大的中国梦贡献应有的力量。

第六章　怎样学中医

这是一个见仁见智的问题，看起来容易，说起来并不容易。

强调一点，我不是在写一本标准版的教科书，而是在侧重谈自己的心得体会。

教科书突出的是共性，而心得体会突出的是个性。心得体会更有温度，更能于"细无声"处给人以滋润。

既然心得体会突出的是个性，我就不能人云亦云，不能遮遮掩掩，而应该知无不言、坦诚相见。

很多时候坦诚相见是很困难的，有时会显得这个人傻乎乎的。但是无论如何，坦诚相见总比故作谦虚要好得多，坦诚相见会让人感到你在给人掏心掏肺，在把"干货"掏给大家，而不是做出一副教师爷的姿态，高居人上，敷衍于人。

但是，突出个性的观点就难免会有偏颇，会有片面性。

　　我学中医，干中医毕竟几十年了，无论是迷惑彷徨，还是柳暗花明，也无论是掉进坑里拼命地挣扎，还是"竹杖芒鞋轻胜马"，总之，经验或教训还是有几条的。现在择其要者，我将抛砖引玉，与大家共同讨论。

第一节　在中医学习中怎样处理好
"知"与"行"的关系

毛泽东主席说："读书是学习，使用也是学习，而且是更重要的学习。"他还说："干起来再学习，干就是学习。"

歌德说："理论是灰色的，唯生命之树常青。"列宁多次引用这句话。

王阳明说："知者行之始，行者知之成。"

我们可以把这一节看成第一个层次，这个层次里面又分为三个方面。

第三十八问　怎样处理好读书与临证之间的关系？

我们自驾时用导航，当然非常便利，但是，第一，当导航出错的时候，它会把我们导向错误的方向，或者让我们绕很多冤枉路，这种情况出现一两次，你就会把导航的错误记得清清楚楚；第二，就算导航是完全正确的，你导航了三次、五次，甚至八次、十次，还是记不住路，如果你自己走错了一次，那么你就会清清楚楚地记得这条路了，你会准确、牢固地把这条路记在心里。

这与中医中读书和临证之间的关系有许多共通之处。

可能是因为我天生愚钝，我读过的往往不一定记得住，而做过的，特别是做错的，往往记忆深刻。

我不仅是在做学徒、做赤脚医生的时候喜欢读书，直到现在七十几岁了，我还是喜欢读书。我有这样的习惯，每天白天看病，只要有可能，我就尽量把情况记录下来，晚上再看看书，找出自己白天看病的问题和不足，以提高自己的理论水平，总结自己的实践经验和教训。

但是实践告诉我，我更喜欢临证。

我临证（也就是看病）往往是从自己和亲人的身上开始的。自己的病、母亲的病、夫人的病、女儿的病、亲戚朋友的病，还有许多邻居的病，我都看过，而且都建立了良好的医患关系。

读书是为了学习前人的经验和智慧，并不是不重要，但实践之所以更重要，是因为要总结和积累自身的经验，也是为了验证、纠正、发展和创新前人的智慧。这样才是读活书，而不是读死书。我们要让中医这棵生命之树常青。

在这里我举两个我给自己看病的实例。

第一个例子发生在60年前，也就是在我十六七岁的时候。第二个例子就发生在眼前，也就是在我七十六七岁的时候。

60年前，也就是1962年前后，由于当时条件差，我营养不良，患上了习惯性便秘。当时便秘还挺严重的，几天甚至一个星期不大便，勉强大便还产生了肛裂，大便里面还带血。

我凭着当时刚学不久的中医知识辨证论治，认为自己得了气虚便秘，于是我用李东垣的补中益气汤和张仲景的枳术汤合方来进行治疗，很快取得了疗效，出血止了，大便通畅了，精神好多了，体力也好多了，我对中医更有信心了。

60 年以后的今天，我得了很顽固的咳嗽，甚至还有哮喘。我用了很多药，甚至用了西药抗生素，也用了许多中药的方剂，治肺的、治肾的、肺肾同治的、疏肝理气的，等等。我给自己开的方子有六君子汤与三拗汤合方，有金匮肾气汤和麻杏石甘汤合方，也有地黄饮子之类的方剂，有时候还一边服中药，一边服罗红霉素之类的西药抗生素，也服用了一些中成药，比如蛤蚧定喘丸之类。

但是，可以说诸药罔效。

我静下心来，仔细地观察、回忆、思考，与自己的身体对话，反复地给自己把脉，从镜中看自己的舌象。我发现我忽略了一个最重要的症状，就是我每逢咳嗽的时候都会口吐涎沫，而且往往止不住，用了许多纸巾都擦不干净。再联系我的脉象和舌象，我才发现，我得的应该是吴茱萸汤证，这个病的病机实际上应该是阴寒内盛，肝阴上犯肺胃。于是，我反复地阅读、复习、钻研《伤寒杂病论》和《金匮要略》的相关内容，更加坚定了这种看法。

我开始用吴茱萸汤的原方，一剂下去马上见到了效果。随后，我又根据自己身体当时的实际情况，以吴茱萸汤为基础方，加加减减，或一天一服，或两天一服，或一周两服，前后两个月服了 15 服药。现在病情已经完全好转了，而且还很稳定。

使用吴茱萸汤剂时要注意吴茱萸的用量和持续服用时间，我的体会是：每次用量不要超过 10 克，每一疗程的持续时间不超过 3 天。这药方即便对于我这个七十多岁的老人也是安全且有效的。

在这一问，我不仅用自己的实例来证明自己对读书和临证之间关系的看法，而且也强调了"病机"在中医辨证论治中的重要意义，"机"就是关键，就是要害，就是变化，就是桥梁，就是纽带，希望大家用心思考、潜心体会。

第三十九问　怎样处理好立命与立德、立功、立言之间的关系？

我们的祖先历来把"三立"（立德、立功、立言）作为每个人，特别是知识分子为人处世、立足社会的要求和标准。

就医生这个职业而言，"三立"有着特殊的地位和意义。

我们的先贤，清代名医叶天士在其《临证指南医案·华序》中说："良医处世，不矜名，不计利，此其立德也；挽回造化，立起沉疴，此其立功也；阐发蕴奥，聿著方书，此其立言也。一艺而三善咸备，医道之有关于世，岂不重且大耶。"

叶天士明确指出，作为医生需"三善咸备"，"三善"就是"三立"，以此来说明医生这个职业肩负着重任，同时也说明这个职业的光荣和伟大。

那么，为什么我要在"三立"之外，再提出一个"立命"呢？

这主要是为了突出医生这个职业的责任和追求。

医生既与一般的知识分子有共同之处，又有自己的特殊之处。医生就是要在人类健康繁衍、生老病死的问题上承担起一定的责任，而且要有自己特殊的追求。

其实，我们的先贤叶天士已经将立命列入立功之中。在这里，作为晚辈，作为后学，我斗胆认为：医生固然要立德、立功、立言，但这是不够的，我们要将立命单项列出，以突出医生这个职业的特点，突出医生的使命和追求。

习近平主席在 2020 年初，就鲜明地提出"人民至上，生命至上"的指导思想，并且提出"最大程度保护人民生命安全和身体健康"。

习近平主席还特别强调："人民安全是国家安全的基石。"

作为个人，如果我们失去了安全和健康，不能立命，那也就失去了立德、立功和立言的根基。我们要为整个社会承担应该承担的责任。

作为医生，在立命、立德、立功、立言上，特别是在立命上，承担着特殊的任务和责任，这一点我们必须牢记在心。

第四十问 怎样处理好师生之间的关系？

学中医讲传承，老师对于学中医者格外重要，要正确地处理好师生之间的关系。

毋庸讳言，这些年来，恰恰在这个重要问题上，出现了许多偏差，我们应该正视问题，反思原因。

首先，师生关系上出了问题。师生之间，为了振兴中医而形成的志同道合的同志关系越来越少，人身依附关系越来越强。对于部分老师来说，学生既是金钱的来源，也是劳动力；对于部分学生来说，老师则是他日后发展的阶梯。

其次，在评价体系上也出了问题，许多老师本身就缺乏文化自信，以西律中。学生当然也是如此，所以路就越走越偏。

再次，重数量而轻质量。现在许多老师以带了十几个、几十个，甚至上百个硕士、博士为荣，到处炫耀，至于质量如何，那只有天知道。

最后，在学术上搞"门户"教育，学生的思想被紧紧地束缚，根本谈不上创造性。

如此等等，不一而足。

有人可能会说，问题有这么严重吗？语言需要这么尖锐，甚至这么刻薄吗？

我们要客观地面对，敢于面对，同时以一种对事不对人的态度去面对现实。

就我而言，我不是针对谁，而是针对一种社会现象。同时，我也以此来反省自己，看看自己受到了什么影响，哪些方面需要纠正。

这些话不仅是用来批评别人的，同时也是用来反省和批评自己的。

用我自己的语言来说，作为医生，部分人是真的"生病"了。那么，对于这种"病"，能不能开个"药方"治一治呢？我们不妨来试试。

要治疗这种"病"，我们还是要回到根本，回到前面多次提到的，老百姓经常说的一句最朴实、最直接的话："戴花要戴大红花，听话要听党的话。"

我们认真地再来重温《毛泽东选集》的老三篇——《为人民服务》《纪念白求恩》和《愚公移山》。我们再来重温习近平主席的话："我将无我，不负人民。"我们反问自己的初心，我们学医是为了什么？我们带学生是为了什么？我们拜师是为了什么？回答了这些问题，"病"也就有治疗方法了。

我们进一步学习习近平主席提出的"两个结合"，坚持把马克思主义基本原理同中国具体实际相结合、同中华优秀传统文化相结合。如果我们还能深刻地理解中国式现代化，我们的站位就会更高，我们的心胸就会更加宽广，我们的视野就会更加开阔，我们的底气就会更加充沛，这些问题也都不是问题了。

在这个前提下，我建议我们一起来认真地学习韩愈的《师说》。

《师说》里面的"师者，所以传道受业解惑也""师不必贤于弟子，弟子不必不如师""道之所存，师之所存""圣人无常师""转益多师是汝师"等思想，都是非常精彩、非常宝贵的，都是值得我们认真学习、认真传承的。

另外，《礼记·檀弓上第三》的"事师无犯无隐"的思想，古希腊哲学家亚里士多德的"吾爱吾师，吾更爱真理"的思想，对于我们来说都有重大的精神价值。

这些都是我们治疗这种"病"所需要的药方。

第二节　怎样处理中医学习中"正规"与"非正规"之间的关系

在上一节，我用了三问来谈第一个层次的问题，即"知"与"行"之间的关系问题。

现在我也用三问来谈第二个层次的问题，即中医中"正规"学习与"非正规"学习之间的关系问题。

其实，这两个层次的问题是息息相关、交织在一起的。

请注意，"正规"与"非正规"，并不是中医的划分方法。我在这里只不过是从俗而已，借用而已，心里并不以为然。

所谓"正规"就是院校教育，而"非正规"就是跟着师傅当学徒、自学之类的学习途径。

当然，这个层次的问题还会涉及读什么书；读专业的中医书和读非专业的中医书二者之间的关系；怎么读书，"背"与"悟"孰轻孰重以及二者之间的关系等问题。

第四十一问　怎样处理"正规"的学习途径与"非正规"的学习途径之间的关系?

在这里我仍然从俗,所谓"正规"就是院校教育,所谓"非正规"就是跟着师傅当学徒和自学之类的学习途径。

这两种学习途径我都亲身经历过,可以谈一点自己的体会。

在我看来,学中医,如果先有跟着师傅当学徒或自学的经历是最好的。

其"好"有三:第一,奠定中医的思维;第二,培养和锤炼自学的习惯和能力;第三,自然而然地养成知行合一、道术合一、理论结合实际的读书和临证习惯(这会让一个中医生终身受用)。

我是非常看重"非正规"学习的。那么,"正规"学习是不是就不重要呢?

"正规"学习也非常重要,理由有三:第一,"正规"学习可以使我们原来相对碎片化的知识系统化;第二,学生由于知道自己"非正规"学习阶段的短板,就更加如饥似渴,而且有所侧重地去弥补;第三,学生所接触的老师更多,就不会囿于"门户",更加知道选择的重要性,从而更有利于做到"无常师""转益多师是汝师"。如果有幸遇到合适的好老师,学生还可以在"无犯无隐"的基础上深入地向老师请教,甚至与老师平等地讨论,这可以大大提高自己学术追求的积极性和思想的自由度。可以说,"正规"学习是一个非常值得珍视的学习途径和学习阶段。

在此基础上，我再谈两点体会：第一，如果在正式学医之前，已有高中、中专，甚至大专、大学本科以上的学历更好，正所谓"秀才学医，笼中捉鸡"，这样学生一开始学习就信心满满，鉴别能力也会更强；第二，承接第一点，如果正式学医之前，已经有一些中国传统文化的根底就更好，这样无论从道或者从术的层面，都更容易接受中医，而且会自觉地将道和术结合起来。

当然，如果还有一些数理化的基础知识就更好了，这些知识将为今后的进一步发展奠定一个良好的基础，使你擅于比较和鉴别。

国医大师熊继柏先生 13 岁当学徒，16 岁正式行医，之后又在中医药大学从事了 30 多年的教学工作。熊先生理论造诣很高深，实践经验又很丰富，而且生性笃实，敢说、惯说真话。前两年熊先生借媒体专访之机，谈了许多对中医的这两种学习途径的亲身体会，比较了"正规"和"非正规"两种途径的优劣，表达了自己的倾向和选择，这场专访有很高的学术价值和实践价值，令我很钦佩，诸君也可寻找有关资料来学习和参考。

第四十二问　为什么要认真学习中医古文？

回答这个问题之前，我们得明白：学习中医，理解它的精髓，离不开研读中医典籍。从先秦至明清的典籍之中，与中医药密切相关的著作，无不是用古代汉语表述的，我们要真正弄懂它们，的确有一定难度，现代汉语与古代汉语之间有一道鸿沟，需要架一座桥梁来沟通。于是，我们的前辈花了许多工夫用文字学、音韵学、训诂学去搭建这一座"桥梁"，这就是我们日常所说的"小学"。

近代，以章太炎、黄侃为代表的"章黄学派"为这座"桥梁"的构建付出了毕生精力，为后世学者做出了典范。但是现代中医学习者要在浩如烟海的中医典籍面前精通"小学"而后研读典籍，确实难如攀岩，让后学望而生畏、无从着手。

于是，在20世纪70年代末，一门新兴的学科应运而生，这就是我们常常提到的"医古文"。

对于中医学习者而言，医古文是一份极其珍贵的礼物，它化繁为简，让艰深的"小学"变得不那么高不可攀。

我是最早接触医古文这门学科的中医学人之一。20世纪80年代初我接触的《医古文》教材就是"文革"结束以后教育部组织编纂的最新版本，它由段逸山主编，赵辉贤副主编，郑孝昌、钱超尘、崔仲平、刘奕超作为编委参与其中。刘奕超先生用这个版本的教材为我讲授了200多个学时的课程，我也聆听了钱超尘先生的专题讲座。我还到湖南长沙，就医古文和中医文献学的相关问题请教过国医大师孙光荣先生。孙先生曾是全国医古文函授班的领军人物之一，他不吝赐教，一一为我做了解答，至今仍令我不能忘怀。

新版的《医古文》教材分为上、下两篇，上篇为文选，下篇为基础知识。文选部分精选和收录医药古文60篇，既有严谨的医论、序文和传记，又有风趣的医案、医话，乃至小品，甚至还涉及古代的医学架构和典章制度。除医学方面的古文外，文选部分还精选了最有代表性的唐宋散文、诗词歌赋，共30篇，内容精彩纷呈。

认真学习文选部分的篇章，打下"感性"基础，我们会很快进入古代文献的学习氛围，在不知不觉中产生热爱和亲近的情感。

基础知识部分含工具书、汉字、音韵、词汇、语法、句读、训诂、修辞、校勘和古代文化知识共十章。先生们是想用这些章节来引导我们从"感性"认识进入"理性"认识，同时把基础知识与基本功紧密结合起来，让我们初步掌握阅读古文献的工具和钥匙。先生们真是用心良苦。

我可以算得上是"过来人"了，通过医古文这座崭新的桥梁，我进入中医典籍的研读中，几十年来受益良多，医古文甚至深刻地影响了我的一生。

第四十三问　怎样处理背诵与领悟之间的关系？

我的体会是学中医不背是不行的，不悟也是不行的，悟比背更重要。但是，我们必须认识到，没有从天而降的悟，悟在一定程度上是要以背为基础的。背了一些经典条文，背了一些方剂和药性，再接触实践，可能就会豁然开朗，瞬间将本来死的条文、死的方药激活了，将古人的东西、老师的东西、别人的东西变成了自己的东西，如同佛学所说的开悟。悟以后再背，好像就容易多了，有一种"柳暗花明又一村"的感觉，就会逐步地把枯燥痛苦的背诵变成了一种很愉快的学习。

我认为这是背诵与领悟之间最基础的、最基本的关系。

我再谈几点体会：

第一，青少年初学中医要以背为主，趁着年纪轻、机械记忆力好，多记多背。这个时候背下来的东西会终生难忘，虽然当时不一定领悟，但随着年龄的增长、学识的积累和经验的丰富，慢慢就会领会。

第二，即使是青少年也尽量不要死记硬背，这个时候最好能找一个好老师，这个好老师会默默地助你把背和悟二者很自然地融合在一起。老师的影响和教授是示范性的，不是硬灌、硬塞的。

第三，至于成年之后学中医，特别是有了一定年纪，有了一定的基础知识，有了一定的生活经验，再来学中医的人，我认为就要以领悟为主，背诵辅之，最好能在领悟的基础上来背诵，这样会事半功倍。

第四，可能也是最重要的一点，就是要有兴趣、热爱、责任和担当。兴趣是重要的，爱因斯坦说："兴趣是最好的老师。"无论你在哪个年龄段，你都会体会到兴趣对于学习、对于背诵、对于领悟的重要性，会自觉或不自觉地培养和增强学习的兴趣。

有了兴趣，背诵、领悟、学习就变得容易多了。高明的老师会把培养和增强学生的兴趣放在很重要的地位。

但是，显然，学习仅仅靠兴趣是不行的，要在兴趣中培养热爱，再用热爱来增强兴趣。更重要的是，学习还不能只停留在情感和感性的层面，还要从理性的层面去认识我们这一代中医从业者的责任和担当。有了责任和担当，兴趣和热爱才能不断地增强，才能持久。

振兴中医的宏伟事业，不是一帆风顺的，也不是一蹴而就的，而是要披荆斩棘、筚路蓝缕、慎终如始、久久为功的。

第三节　在中医学习中怎样处理好"古"与"今"的关系

在中医学习中，正确处理好古与今的关系，是一个至关重要的问题。

我们的祖先曾强调既要知古，也要知今。

东汉的王充在《论衡·谢短篇》中说："知今而不知古，谓之盲瞽；知古而不知今，谓之陆沈。""盲瞽"比喻无知、不明事理；"陆沈"比喻愚昧、迂腐。

孔子在《论语·述而篇》中说："我非生而知之者，好古，敏以求之者也。"我们得到今天的知识和智慧，是因为我们爱好古代的知识和智慧，并勤奋地去学习。

这实际上已经说清了知古和知今之间的关系。

老子进一步说明了古与今的关系，他说："执古之道，以御今之有。能知古始，是谓道纪。"道纪就是根本，就是纲纪，就是规律，就是大道。

我们还可以把贾谊在《过秦论》中的一句话，作为对上面观点的补充。他说："观之上古，验之当世。"

贾谊把古当成一面镜子，以古来鉴今。

这些先贤的思想对我们都有重要的指导意义。

本节也分为三问。

第四十四问　怎样处理中医经典与实践经验之间的关系？

我在前面谈到读书与临证之间的关系的时候已经说过这个问题，在这一问中又把它重新提出来，目的在于强调其重要性，同时也进行必要的扩展与提升。

其实，从根本上说，这还是一个古与今的关系问题，还是一个知与行的关系问题，还是一个理论与实践的关系问题。

什么是经典？经典就是古人的实践经验经过反复的验证，进行了理论的总结和升华，又被今人的实践所反复证实，在理论和实践上都具有指导性意义的权威性著作。

经典和我们之间有时空关系，但是这种时空关系又是相对的。

从空间关系上说，地域的经典，可能会发展成更广阔的国家、民族的经典，甚至会发展成人类的经典。

从时间关系来看，经典可能在 10 年间，也可能在 20 年间，还可能在 50 年、100 年间，甚至在千年间，被一代又一代人赓续弘扬、不断发展。

历史告诉我们，经典的诞生往往有两个重要的条件：一是经典往往诞生于苦难之中；二是经典诞生于继承和创新之中。

先谈第一个条件，经典往往诞生于苦难之中。不是这样吗？说到这里，我很自然地想到了金一南将军的一本著作——《苦难辉煌》。这个名字就让人震撼，让人感到积极向上，同时又笃实厚重。金一南将军用历史来告诉我们，辉煌往往诞生于苦难之中，苦难和辉煌是一对孪生兄弟，往往是分不清也解不开的。没有伟大的长征，没有毛泽东主席那一代人的艰苦奋斗，哪来的马克思主义中国化和时代化？哪来的新时代？

没有黄帝、扁鹊、仓公历经苦难的实践和反复的验证、总结，哪来的《黄帝内经》《难经》和《天回医简》？

没有神农氏冒着生命危险尝百草，"一日而遇七十毒"，哪来的中医？

没有张仲景"余宗族素多，向余二百。建安纪年以来，犹未十稔，其死亡者，三分有二"，哪来的《伤寒杂病论》？

没有疾病的变化越来越多，而医生手上治病的方药和手段却跟不上需要，即"人之所病，病疾多；而医之所病，病道少"，哪来的《瘟疫论》《温病条辨》？

再谈第二个条件，经典诞生于继承和创新之中。这当然是顺理成章的。现实有苦难，我们就要到祖先那里去寻找智慧、学习经验，这还不够，我们还要面对发展的现实、变化的情况来验证先人的经验和智慧，同时总结自己的经验和教训，并将二者结合起来，这就是继承和创新，于是新的经典又诞生了。

这样的实例，可以说写满了中医发展的历史，写满了我们中华民族生存和发展的历史。

如果没有张仲景"感往昔之沦丧，伤横夭之莫救，乃勤求古训，博采众方"，就没有《伤寒杂病论》。如果没有叶天士、吴鞠通、吴又可这些先贤面对疾病的变化，能够认真地学习和继承祖先的经典——《黄帝内经》《难经》《伤寒杂病论》，能够"究其文，通其意"，不是按图索骥，而是举一反三，"化而裁之""推而行之"，就不可能创立新的经典，就不可能创立温病学派。

我们现在来学习毛泽东主席在《实践论》中的一句话，他说："一切真知都是从直接经验发源的。但人不能事事直接经验，事实上多数的知识都是间接经验的东西，这就是一切古代的和外域的知识。"

说到这里，大家能不能悟出应该怎样处理中医经典与实践经验之间的关系呢？

第四十五问　怎样处理经方与时方、新方之间的关系？

承接上问，经方与时方、新方，从时空关系上看，都是相对的。

在传统意义上，经方是指汉代所创立并使用的方剂，当然主要是指张仲景在《伤寒杂病论》和《金匮要略》中所记载的方剂。时方则是指唐宋时代所创立和使用的方剂。

汉代、唐代、宋代都是从苦难中走向辉煌的朝代，都是苦难和辉煌交织的时代。

从中医发展的历史来看，中医在汉代和唐宋时代都有里程碑式的进步。

我们尊称张仲景为医圣，可见汉代的张仲景在中医史上的崇高地位。唐宋时代也是人才辈出、推陈出新的时代。孙思邈的《千金方》、王焘的《外台秘要》、钱乙的《小儿药证直诀》所记载的诸多方剂，都被称为"时方"。"时"指跟上时代的潮流，时髦、时代化。

举例而言，我们从千金苇茎汤、黄柏汤、六味地黄丸、泻白散、泻黄散、泻青丸等时方中都可以看出，它们的确是尊古而不泥古、创新而不离宗的。

从孙思邈、王焘、钱乙这些中医大家的身上，我们可以看到张仲景的影子。从他们所创立的时方上面，我们可以看到时方对经方的传承脉络和他们顺应时代发展的创新精神。

当然，我们也可以看出，这种划分经方和时方界限的方法是有问题的。如果我们把唐宋时代所创立的方剂看成时方，那么唐宋时代之后的方剂又该叫做什么呢？

于是，我提出了一个"新方"的概念。

新方就是更顺应时代的发展、更贴近我们的方剂。

有了新方的概念，我们就可以把温病学派的一些名方，诸如银翘散、桑菊饮、桑杏汤、三仁汤、三石汤、复脉汤系列方、定风珠系列方等纳入其中，也可以把以王清任为代表的活血化瘀派的逐瘀汤纳入其中，甚至还可以把现代所创制的二仙汤、冠心二号，以至抗非典、抗新冠病毒感染的许多方剂也纳入其中。

这样我们的视野就更加开阔，我们能用的"军队""兵器"越多，方剂的疗效自然会越好，特别是对涉及中医短板的疾病，比如对急腹症和传染性极强的疫病的效果就会更好，这就更加可以彰显我们中医的优势，发掘中医的潜能。

第四十六问 怎样处理小方与大方之间的关系？

中医讲究理法方药紧密相连、融为一体，以理论指导方法，以方法组方用药，又以组方用药来彰显理论和方法，这实际上就是道与术的高度统一。

而作为道与术的桥梁和纽带的就是病机。机者，机要、关键也。所以中医强调"谨守病机，各司其属"。关于这些，我们在前面都有较详细的阐述。

方剂可以说是中医理法方药的载体。从方剂的收集、分类，到组成，再到治病机理，历代医家都十分重视方剂的研究，甚至还编撰了许多歌诀，以便学习方剂者诵读和记忆，可谓用心无处不及。

《黄帝内经》载方仅13首，《伤寒杂病论》载方314首，《本草纲目》载方 11096 首,《普济方》载方 61739 首,从中可见我们的祖先对方剂所用心血之多。

本书并非方剂学的专著,如前所述,也不是一本标准版的教科书,只是从方剂临床使用的角度来说一点经验和体会。

顺理成章,本问也只是在前问所说的经方、时方、新方之间的关系的基础上,再谈一下小方与大方之间的关系。

这里所说的小方和大方,也不涉及不同方剂分类的理论探讨,只是直白地说"大"与"小"。

大方药味多,或药量重,或二者兼有,是主要用于治疗邪盛、正虚、深重而又复杂的病情的方剂。小方则正好相反,药味较少,或药量较轻,或二者兼有,是主要用于治疗病邪浅、正气尚未大虚、病浅病轻、病情较为单纯的方剂。

这些概念可能与经方、时方、新方有所重叠交织,但又不完全相同,这里主要是强调药味和药量。

比如麻杏石甘汤,仅四味药,而且药量也不重,是张仲景在东汉年间所创制的;而清肺排毒汤,药味高达二十多味,由张仲景《伤寒杂病论》中的四个方剂合方而成,而且药量相对较重。前者可以称为小方,而后者可称为大方。两者只有传承创新的关系,而无高低优劣之分。其实,这也是经方、时方和新方之间的关系。

说到这里,其实小方与大方之间的关系已经基本说清楚了,还要补充的一点是,我们必须看到一个现实,那就是汉代和现在的人口基数差距巨大。人口基数的巨大差距决定了药材需求量的巨大差距，也就决定了用药的质量和疗效保障的难度之间的差距。

在临床上，为了保证疗效，我们不得不加大药量，或者把同效、近效的两味甚至数味药叠加使用，这就增加了方剂的药味。在保证安全的前提下，我们不能一味地强调"少""精"和"轻"，还是要把疗效放在第一位。

第七章　为什么还是要中西医结合

有朋友问我，你如此宣扬中医、力挺中医，同时又这样赞扬和拥护中西医并重、中西医结合的方针，这是为什么呢？

习近平主席强调："坚持中西医并重。"

"戴花要戴大红花，骑马要骑千里马，听话要听党的话。"在中西医并重、中西医结合的问题上，我们要听党的话。

除此之外，我们还必须、起码要从以下几个方面来认识和看待这个问题：

第一，这些年来，中医、西医这一对"冤家"，既有斗，也有和，已经紧紧地缠在一起了，甚至已经开始融合在一起了。你要把它们截然分开，是不可能的，也是不明智的。在这个问题上，我们不要完全以黑白来分是非，也不要完全以成败来论英雄，而是应该以更加务实、更加实事求是的态度来处理二者之间的关系。

第二，这不仅是中医学科自身发展的需要，而且是整个医学发展的需要。

第三，再进一步，从更深的层次来说，中华优秀传统文化本身就具有"各美其美，美人之美，美美与共"的特点，中医本就要向其他医学学习，要取人之长，补己之短。

第四，从"人民至上，生命至上"的出发点来考虑这个问题，只有中西医并重、中西医结合才能够更好地解决人类生老病死的问题，才能更好地维护人类的健康繁衍，才能更有效地构建人类卫生健康共同体。事实证明了这一点，特别是这次抗击新冠疫情的实践证明了这一点。

第一节　如何从历史的回顾中来看待
中西医结合的问题

历史不仅是一面镜子，也是一座灯塔，它所照亮的不仅是过去，更是现在和未来。从历史的回顾中来看待中西医结合的问题，是非常有意义的。

第四十七问　面对 100 多年来，中西医从缠斗到结合的历史，我们应该认识到什么？

1840 年以来的 100 多年的医学发展史，实际上是一部中西医从缠斗到结合的历史。通过回顾这段历史，我们可以得到以下的认识：

第一，100 多年了，面对来势汹汹的西医，中医一直在争斗，至今并没有被消灭。

第二，由于西医的强势，也由于中医的顽强抵抗，形成了中西医缠斗的局面。

第三，中西医结合，双方都是主动的、积极的。

第四，中西医结合是由"厚德载物""各美其美，美人之美，美美与共，天下大同"的包容而又进步的传统文化底蕴所决定的。

第五，历史已经证明，中医等中华优秀传统文化不仅无法被消灭，而且能吸收"外来者"的精华，从而不断发展。

第六，坚持中西医并重的理念体现了中国共产党的远见卓识和笃实、务实的作风，也体现了中国共产党胸怀天下、志存高远的精神。

第四十八问　为什么还是要从一个学科的角度来看待西方医学？

上一问的六点认识是历史告诉我们的，也是现实告诉我们的。尽管中医不可避免地受到西医的影响，中医还是要包容它的缺点，正视它的优点，吸纳它的优势，向西医学习。

我们为什么要这样做？

毛泽东主席教导我们，要"洋为中用"，要建设"民族的、科学的、大众的文化教育"。他主张向一切先进的外来文化和科学技术学习。但是，他又坚决反对那种言必称希腊、全盘西化的做法。

习近平主席也鲜明地提出："我们要铸就中华文化新辉煌，就要以更加博大的胸怀，更加广泛地开展同各国的文化交流，更加积极主动地学习借鉴世界一切优秀文明成果。"

鉴于此，我们要正确地看待西医科学化、合理化的内核，让它回到医学的本来面目。

从这个角度看，我们会发现，西医还是有很多先进的方面值得我们学习的。

西医有哪些优势，有哪些方面是值得我们学习的呢？

我只能概而言之，要而言之。

文艺复兴以后，西方的科学技术得到了长足的发展。

1840 年以来，中国的科学技术的发展受到了严重的限制，而西医却充分地利用了现代科学技术的成果，特别是技术方面的成果来武装自己。

如果从道和术的层面来看，我们不能不承认，中医在术上停滞并且落后了。

物理、化学、生物技术的应用，声光电、生物化学技术的应用，抗生素的广泛应用，外科手术的应用和不断提高，妇产科技术特别是产科技术的应用和提高，都使医疗技术发生了质的变化，大踏步地前进。

而我们的中医恰恰在这个时期停滞了，甚至落后了，这是我们不得不承认的事实。

当我们撇开其他的因素，从医学本质的角度来看待西医时，我们会发现西医还是有很多方面是值得我们学习的。

但是，我还是要强调一点，这种学习不是生吞活剥、全盘西化，而是既要保持自我，又要虚心向他人学习，不断地武装、发展和壮大自己。

失去自信地向他人学习，实际上就不是学习了，而是盲目崇拜，这不是我们应采取的态度。

第四十九问 为什么实事求是、有的放矢的态度如此重要？

其实在上面两问中，我们已经谈到了这个问题，本问是再次强调并梳理和深化一下。

很不客气地说，我们很多同志几乎天天在讲中西医结合，但是只停留在"水上漂"，并没有认真地思考这个问题的重要性，也没有认真地思考处理这个问题的关键点在哪里。

中西医并重、中西医结合，看似就这么几个字，却是字字千钧！我们要真正地认识它、理解它、落实它，但这并不是一件容易的事。

我们不要做毛泽东主席所说的那种"墙上芦苇——头重脚轻根底浅，山间竹笋——嘴尖皮厚腹中空"的自以为是的专家。我们不要做那种只知道生搬硬套地学外国，言必称希腊，言必称欧美，对自己的祖宗却了解很少，很对不起祖宗的学者。我们也不要做那种对于研究今天的中国和昨天的中国全无兴趣，只把兴趣放在脱离实际的、空洞的理论上的理论家。

我们的一切判断都要从客观的真实情况出发，而不是从主观的愿望出发。我们的一切行动都要从生动的、活生生的实践出发，而不是从一成不变的教条理论出发。我们的目的是真正地实现中西医并重、中西医结合，而且以此来为实现中国式现代化贡献我们的力量，而不是去崇拜西医、崇拜西方文化。

这才是实事求是的态度，这才是有的放矢的态度。有了这种态度才能真正地认识中西医并重、中西医结合的重要性，才能真正地认识它的复杂性和艰巨性，才能为此付出矢志不渝、艰苦卓绝、久久为功的努力。

第二节　为什么说中西医结合体现了马克思主义中国化、时代化的精神

中西医结合是中医学科本身发展的需要，也是由中华优秀传统文化的特征所决定的，体现了马克思主义中国化、时代化的精神。

第五十问　为什么说中西医结合是中医药学自身发展的需要？

我们简要回顾中医药学形成和发展的历史，可以说，这门学科是在开放中形成和发展的，也是在改革中不断进步和壮大的。它并不像有些专家学者所贬低的那样，是一门保守的、封闭的学科。我们要为中医药学正名。

中医药学主要形成于春秋战国时期，这正是我国历史上一个百花齐放、百家争鸣的时期，是中华优秀传统文化的摇篮时期，也是中医药学的摇篮时期，这是一个思想、文化、学术自由开放的时期。

中医药学就是在这样一个优良的文化摇篮中诞生的，中医药学就是在这样一层丰厚的文化土壤中形成的。

我们很多学者在谈到中医的指导思想的时候，都会说道家学说是中医的指导思想。

其实，这种说法是很片面的。

我们稍加研究就会发现，中医的指导思想不仅是道家学说，还有儒家学说，甚至还有法家学说、墨家学说和纵横家学说，而且它还为之后佛教思想的进入预留了充分的空间。

所以，汉唐之后，特别是唐朝之后，佛教思想进入中医领域，并成为中医的指导思想之一，就是自然而然的了。

以上认识可以参见我的拙作《混沌与觉悟：中医入门零到玖》。

纵观中医药学发展史，无论是春秋战国时期《黄帝内经》《神农本草经》的出现，还是东汉时期张仲景《伤寒杂病论》的出现，乃至唐宋金元时期各种流派的争奇斗艳，明清时期温病学派的脱颖而出，这些进步虽然受到外在压力的影响，但其根本原因还是在于中医药学的内在动力，在于中医药学自身的改革和创新，也在于中医药学与外界的不断交流。中医药学在每一次交流中都是主动的、积极的，而非被动的、消极的。

我举几个中外医药交流的例子：

第一，我们来看一看中朝医药之间的交流。早在唐代，《黄帝内经》《伤寒杂病论》《针灸甲乙经》《神农本草经》《诸病源候论》《千金要方》《外台秘要》等中医典籍就已经传入朝鲜。而朝鲜的许多医学知识，包括一些朝鲜特有的药物，也传入中国。陶弘景的《本草经集注》中记载了许多朝鲜的药物，比如五味子、昆布、芜荑等。唐代的《新修本草》、五代的《海药本草》等典籍中也记载了从朝鲜传入的白附子、延胡索和高丽人参等药物。

第二，我们来看一看中越医药的交流。唐代沈佺期、刘禹锡这些诗人都兼通医药，在这个时期，中国医生申光逊曾经用胡椒、干姜等药物治愈越南人的头痛症。而早在汉代，越南的薏苡仁已经输入中国，到唐代越南又输入了沉香等芳香药物和许多香料。

第三，我们再来看一看中阿医药的交流。公元一世纪，中国的炼丹术已经传入阿拉伯各地，并经过阿拉伯传到西方各国，对世界制药化学的发展做出了贡献。阿维森纳（Avicenna）在《医典》中记载了中国脉学在公元十世纪传入阿拉伯的情况。中国汉代的麻醉法也传入了阿拉伯医学界。阿维森纳在《医典》中记载了很多中国药物。而阿拉伯的许多药物，如乳香、没药、血竭、木香、胡卢巴等，也开始传入中国。

第四，我们再来看看中印医药的交流。唐朝的僧人义净在印度居住了20多年，经常为印度人诊疗疾病，传播中医药。中医输入印度的药物品种比较多，诸如人参、茯苓、当归、远志、乌头、附子、麻黄、细辛等。而印度医学随佛教传入中国，佛教不仅在思想上影响了中医，而且和中国传统的道教、儒教融为一体，成为影响中医的几大哲学思想之一。同时，唐朝的僧人玄奘也把大量印度医学书籍和经验带入了中国。

第五，中日之间的医学交流更加源远流长，而且非常频繁。自秦汉以来，历经三国、两晋、南北朝，一直到现在，中日之间的医学交流也从未间断。中医药对日本医药的影响是极为深刻的，同时中医药也从日本汲取了有益的养分。

除这五点外，我还要特别提到，西汉时期张骞两次出使西域（公元前138年、公元前119年），东汉时班超再次出使西域（公元73年），这次出使恢复了东西的交通，重启了沟通世界文明的丝绸之路，促进了中外文化交流。东晋著名的僧人法显、唐代著名的玄奘法师也先后到了印度、阿富汗、尼泊尔等国，促进了中国与各国人民之间的相互了解与往来，也促进了中外医药的进一步交流。

1840年以来，中医药学虽面临诸多困境却不仅没有消亡，反而罹难弥坚、历久弥新。中医药学甚至还主动地向西医学习，主动地寻求中西结合的正确道路，这是为什么呢？

这是由中医药学形成和发展的历史所决定的，这是由中医药学自身的特点所决定的，这也是由中华优秀传统文化的特质所决定的。

第五十一问 为什么说中西医结合是由中华优秀传统文化的特质决定的？

中华优秀传统文化是一种极具特色、自立于世界文明之林的文化。关于它的特质，本书在前面的许多章节都做了介绍，特别是在第三、第四和第五问做了比较详细的阐述，现再次回顾，并做部分摘录，以作为读者诸君批评指正的依据。

文化和文明，它首先体现的是方向和信仰。

再看一下"中"字的象形文字，它就像一根"旗杆"，指示着方向，展示着我们的信仰。

"中"还体现出一种统一、团结、和谐的力量。

不忘初心就是要"抱一为天下式"。不管怎么变化，不管一可以生出二、生出三，可以生出万物，但最后我们还得回归一，回归我们的初心，这就是"抱一"。

我们的祖先说"一阴一阳之谓道"，强调的就是阴阳的协调、和谐与统一。这就是我们应该追求的境界。

我们可以很自豪地说，中国的这个"中"具有深刻的内涵、强大的力量，中国具有光明的未来。

"天行健，君子以自强不息。""地势坤，君子以厚德载物。"这两句话分别出自《易经》的第一卦和第二卦，也就是乾卦和坤卦。

乾坤两卦，就是顶天立地之卦，就是我们最核心的文化根脉。我们只有孝敬父母，热爱并忠于自己的国家和民族，才能守住根与魂，才能做顶天立地的华夏儿女、炎黄子孙。

一个对自己的文化都不自信的民族，是不可取的。

欲人勿疑，必先自信。但是，这种自信并不是霸凌，并不是把自己的文化凌驾于其他文化之上。

习近平主席指出："文明只有姹紫嫣红之别，但绝无高低优劣之分……"

习近平主席还说："我们既要让本国文明充满勃勃生机，又要为他国文明发展创造条件，让世界文明百花园群芳竞艳。"

习近平主席更以博大的胸怀说："今日之中国，不仅是中国之中国，而且是亚洲之中国、世界之中国。未来之中国，必将以更加开放的姿态拥抱世界、以更有活力的文明成就贡献世界。"

我认为，以上内容基本上可以概括中华优秀传统文化的特质。

中医就是扎根在具有这种特质的中华优秀传统文化的沃土之上的，所以走中西医结合的道路，也就是顺理成章、必然的了。

第五十二问　为什么说中西医结合体现了马克思主义中国化、时代化的精神？

历史已经证明，马克思主义中国化、时代化的道路，是中华民族的救命之路、复兴之路。马克思主义要同中国具体实际相结合，同中华优秀传统文化相结合。中国式现代化是指引我们实现中华民族伟大复兴的中国梦的指路明灯。

那些自认天下第一、食古不化、固步自封的教条主义，那些丧失民族自尊、言必称欧美、食洋不化的教条主义，都是我们必须抛弃的东西。

我们所需要的是实事求是、有的放矢的中国化、时代化的活生生的马克思主义。

有了这样的马克思主义做指导，我们走中西医结合的道路也就是必然的了，虽然这条路任重道远、道阻且长，但是我们坚信，我们一定能把这条路走通、走好，行稳致远。

我们也可以非常自豪地说，中西医结合的道路体现了马克思主义中国化、时代化的精神。

第三节　为什么说中西医结合是人民至上、生命至上方针的具体体现

除了人民至上、生命至上，难道我们的医学还有更重要的东西吗？

唯有人民才是中国共产党的根基所在、血脉所系。而中西医结合、中西医并重正体现了人民至上、生命至上的指导方针。我们中医仁心仁术的根基不也在此吗？

第五十三问　为什么说人民至上、生命至上是中医的初衷和使命？

春秋战国时期百花齐放、百家争鸣，其学术思想异彩纷呈。其

中儒家强调以人为本、以民为本。这种思想一直传承至今，成为中华优秀传统文化的一个重要的核心思想，也是中华优秀传统文化有别于西方文化的一个重要特质。

老子、孔子、荀子、管仲，以及毛泽东主席和习近平主席，都把人民放在最崇高的地位，从"仁者爱人"到"为人民服务""我将无我，不负人民""人民至上、生命至上"，人本思想一脉相承、赓续发扬。

"人民至上、生命至上"是在2020年初抗击新冠疫情的紧要关头，由习近平同志提出来的，这个重要思想一直作为抗疫的指导思想。

以人为本体现人本主义，以民为本体现民本主义。如果从医学层面看，医学尊崇的可不可以说是命本主义呢？

共产党人把人民至上、生命至上这个重担扛在了自己身上，把它作为自己的初衷和使命。作为医学工作者，我们应不应该也把人民至上、生命至上作为我们的初衷和使命呢？应不应该也把这个责任担在我们的肩上呢？

说到人本主义、民本主义，有些人认为人本主义也好，民本主义也罢，都是舶来品，是西方的文化思想，其实这是非常错误的。

我国著名文化大家楼宇烈先生指出：西方的文化思想是神本主义，最后发展成了"己本主义"。他们的一切出发点都是为了自身，为了自己的利益，为了小集团的利益。

在这次新冠疫情面前，西方的表现不是很能说明问题吗？

楼先生以充分的事实为依据，通过严谨的考证和深入的研究得出结论，我对此十分敬佩和赞同。

第五十四问　为什么说中西医结合更能体现人民至上、生命至上的思想？

我为医的目的是什么？就是"为生民立命"，就是为人民服务，就是人民至上、生命至上。

我在前面已经说过，虽然西医、西方文化是乘着坚船、架着利炮而来的，但是我们能面对现实、实事求是地处理中医与西医的关系，甚至还主动向西医学习，寻求与西医结合的方法和道路，这是为什么呢？

这是为了我们的初衷和使命。

我们坚持人民至上、生命至上。

2020 年春天，抗击新冠感染初战告捷的时候，就曾经有人动情地说，中国不仅有西医，更有中医，是患者之幸，是中国之幸，是人民之幸。这是有感而发的由衷之言，是实事求是的声音。我感同身受，非常赞成。

对于这种感受和观点，我在 2021 年出版的拙作《混沌与觉悟：中医入门零到玖》中做了以下阐述：

既然中医和西医是以两种不同的文化作为背景，是两种各具特色的医学系统，那么，他们之间的争执、争论，也就是必然的、是不可避免的。

与此同时，我们也必须看到：中医和西医能够并存在中国的大地上，而且是以现在这种方式和形态并存在中国的大地上，自然就有它的客观背景，就有它的客观需求；否则，是不可能并存的。

因此，我们就要直面这个"争"的客观存在。

既不要回避这个"争"，也要正确地对待这个"争"。

我们就要"以和为贵""和而不同"，承认对方的存在，平等相待、尊重对方，向对方学习，取长补短。我们就不仅要"和"，而且要"合"，为了一个共同目标而合作。这个目标，就是中国人民的健康，就是世界人民的健康，就是为人类的健康做出贡献。为了达到这个目标而合作，"和""合"才能大吉。

这个"争"，不是争个你高我低，更不是相互攻讦、相互贬低、相互打压，而是要相互交流、相互了解、相互尊重、相互学习、取长补短、共同进步。这个"争"，是为了让我们更加深入地认识客观世界，辨明真相、寻求真理，在医学、在人类健康领域的认知上更加进步和完善；是为了共同向人类奉献最优化的大健康方案，是为了给大众提供更加合理、更加务实、更加有效的疾病预防和治疗手段，从而造福全人类。

说得再直接、再简洁一点，这个"争"的目的，实际上是为了"和"，而且，是要在"和"的基础上"合"。和而不同、合作进步、和合大吉。我们要把无聊的争执，变成有意义的相互学习和共同探讨。我们不希望再听到这样的声音：西医是让你明明白白地死，中医是让你糊里糊涂地活。我们的理想是：中西医相互尊重、相互学习，共同创造造福于全中国、全人类的全新的医学。

三年过去了，时至今日，回顾整个新冠抗疫过程，我们会发现中西医结合是何等重要。既然两个学科都是为了人民的健康，为了人类的健康和繁衍服务，我们为什么不把它们结合起来呢？两条腿走路，不是比一条腿跳着走更好吗？不是更能有效果，更能行稳致远吗？

第五十五问　为什么说中西医结合更加深了我们的自知之明？

老子说："知人者智，自知者明。胜人者有力，自胜者强。"

这句话可以加深我们对中西医结合的重大意义的认识，可以把我们的认知水平提高到一个新的高度。

首先谈"知人者智"。

在中西医结合的过程中，我们对西医的认识更加清晰、更加深刻了。

第一，我们把帝国主义的军事、经济和文化侵略与西医这个学科区别开来了。

第二，我们也把西医队伍中那种目空一切的狂妄者和真正的西医学家区别开来了。

第三，我们进一步看到，近两个世纪以来，西医充分地利用物理、化学、生物等现代科学技术来武装自己，有了长足的进步，而这正是我们中医的缺陷和短板，我们从中看到了差距。

其次谈"自知者明"。

通过中西医结合，我们看到了正反两个方面：

正的方面，我们更加看到了自己的优势，更加增强了我们的学科自信、文化自信。

反的方面，我们也看到了自己的不足和短板。如果从道和术两个层次来看，我们在术上是远远落后了。我们必须面对和正视这个现实。

最后谈"自胜者强"。

我们看到了短板，看到了不足，看到了差距，也感受到了压力。改革是必需的，也是必然的，但是我们有没有勇气呢？我们有没有找到改革的目标、道路和方法呢？

王阳明在讲心学的时候，在讲知行合一和致良知的时候，都强调一点："人须在事上磨"，就是说一切事务都要通过实践来推进。

毛泽东主席更是向我们强调："通过实践而发现真理，又通过实践而证实真理和发展真理。从感性认识而能动地发展到理性认识，又从理性认识而能动地指导革命实践，改造主观世界和客观世界。实践、认识，再实践、再认识，这种形式，循环往复以至无穷，而实践和认识之每一循环的内容，都比较地进到了高一级的程度。这就是辩证唯物论的全部认识论，这就是辩证唯物论的知行统一观。"

所以我们要真正地认识中西医结合的重要性，真正地认识中西医结合应该怎么进行，应该以一种什么方式，通过一条什么道路来实现。这些认识都必须在实践中得出，而不是理论的空谈。

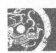

第八章　中医工作者应该是一群什么样的人

中医工作者是一群人，是一个群体，这个群体应该是一群什么样的人呢？我们应该对自己提出什么样的要求？我们应该有一个什么样的奋斗目标和方向呢？

不揣冒昧，我在这里大胆地提出一个框架，供大家讨论。

这是一群有志气、有骨气、有底气的人。

这是一群志存高远、淡泊名利、铁骨铮铮的人。

这是一群自强不息、厚德载物的人。

这是一群能正确地处理道和术的关系，把道和术紧密地结合在一起的人。

这是一群把实践摆在第一位，但同时又能把理论和实践结合在一起的人。

这群人既不是盲目的实践者，也不是空头的理论家。

下面我分三节九问，阐述以上观点和这个框架。

第一节　为什么说志气、骨气、底气对为中医者至关重要

志气、骨气、底气，三气相辅相成，融为一体，合而成天地之正气。

对于个人，这就是浩然之气，就是扶正祛邪之气，就是安身立命之气；对于群体，这就是团结奋斗之气，就是不折不挠之气；对于中医，这就是复苏振兴之气，就是罹难弥坚之气，就是历久弥新之气。

第五十六问　我们为什么要有志气？　我们要有什么样的志气？

人无志不立，树无根不长。立志是我们的根本，是我们的元气所在。我们要立什么样的志，要有什么样的志气呢？我们的志向当然是为振兴中华，为实现中华民族伟大复兴的中国梦贡献中医的智慧和力量。

我从事中医工作 50 多年的经历，让我深深地体会到为中医者的喜与忧、苦与乐总是和国运的兴衰、民族的命运紧紧联系在一起。

如果为中医者仅仅把中医当成安身立命、养家糊口的饭碗，这是远远不够的。

我们要有"位卑未敢忘忧国""天下兴亡，匹夫有责"的胸怀和担当。我们要真正把国家和民族装进我们的胸膛，装在我们的心中，担在我们的肩上。

只要做到这样，我们就会充满信心和力量，我们的"志"就自然而然地立起来了。

我们所要立的是为国为民的大志。

你可能会说，这样的重担我们扛得起来吗？

中医工作者不是一个人，而是一个群体，而且我们的国家人口超过14亿，只要我们团结一心，在以习近平同志为核心的党中央的领导下，总能一起把担子扛起来。

我们要把中医的复苏和振兴融入中华民族伟大复兴的时代洪流之中，要把中医的声音加入中华民族伟大复兴的大合唱之中。

"居高身自远，非是藉秋风。"只有我们胸怀大志又脚踏实地，我们的声音、中医的声音才会让很多人听到。

我们当然希望在中华民族伟大复兴的时代洪流中有中医的身影，我们当然希望在中华民族伟大复兴的交响乐和大合唱中有中医的声音。

第五十七问　为什么中医工作者一定要有骨气？

复苏、振兴中医的道路是坎坷的、曲折的、漫长的，我们的志气是要经受考验的，只有用烈火才能炼出真金，只有历经苦难才能造就辉煌。

道阻且长，我们绝不能变节、屈服，也绝不能半途而废。

为中医者，一定要有"富贵不能淫，贫贱不能移，威武不能屈"的浩然正气，一定要有铮铮铁骨，一定要有骨气。

可能有人会说，你把问题说严重了，说抽象了。

中医的复苏和振兴，我们睡一觉醒来就会实现吗？

朋友，我们还是丢下这些幼稚的幻想，面对现实吧！

我们要在艰苦奋斗中锤炼我们中医工作者的志气，练就和展现我们中医工作者的骨气。

第五十八问　我们的底气从哪里来？

志气、骨气要靠底气来支撑。

我们的底气从哪里来？

我们可以自豪地说，我们的底气是源源不断的。我们的底气从天地间来，从奔流不息的历史文化长河中来，从仰望星空、展望未来的信心中来。

天地就是乾坤，它让我们自强不息、厚德载物。它给了我们信仰和追求，让我们踔厉奋发。它还给了我们笃实和厚重，让我们行稳致远。

奔流不息的历史文化，就是中华民族五千多年赓续前行的血脉和根本。

从老子、孔子、孟子，到王阳明，再到孙中山、毛泽东。他们的伟大实践，他们的崇高精神，都是我们源源不断的底气。

毛泽东主席把马克思主义的普遍理论和中国的实际结合起来了，和中华优秀传统文化结合起来了。他让自 1840 年以来被帝国主义侵略、压迫的积弱积贫的民族重新站立起来了。伟大的毛泽东思想就是我们宝贵的精神财富，也是我们底气的可靠来源。

中华民族是一个对自己的未来充满信心的民族，哪怕在困境里面，也能仰望星空，也能展望未来。在仰望星空和展望未来时，我们也在不断地增加底气。

以习近平同志为核心的党中央领导我们 14 亿多人民跨进了一个崭新的时代。这个伟大的时代给我们带来无穷无尽的力量，让我们对未来更加充满信心。习近平新时代中国特色社会主义思想给我们14 亿多人民带来无穷无尽的底气。

第二节 "自强不息，厚德载物"的现实意义是什么

"自强不息，厚德载物"是一句老话，我们现在老调重弹，是为了挖掘它对中医工作者的重大现实意义。

"两个务必"即"务必使同志们继续地保持谦虚、谨慎、不骄、不躁的作风，务必使同志们继续地保持艰苦奋斗的作风"，是由我

们伟大的领袖毛泽东主席首先提出的。

"两个务必"体现了"自强不息，厚德载物"的精神，体现了中华民族顶天立地的精神，继承、弘扬这种精神对我们中医工作者更是具有重大的现实意义。

本节我仍然分三问来阐述我的观点。

第五十九问　为什么我们现在更要强调艰苦奋斗？

五千多年来，中华民族的生存、繁衍、壮大和发展不都是靠艰苦奋斗得来的吗？

1840 年鸦片战争以后，在我们中华民族面临着亡国灭种的危难时，我们不就是靠艰苦奋斗来战胜苦难的吗？我们不就是靠艰苦奋斗从而站起来、富起来、强起来的吗？

艰苦奋斗是我们民族的血脉和精神，是我们民族的基因，是我们成功的密码。

新时代带给我们的是力量和信心，展现在我们面前的是光辉灿烂的前景，但我们绝不能安于现状、坐享其成。在新时代，我们更要不忘初心，更要主动地肩负起我们的使命和担当。

中医药的复苏和振兴还面临着许许多多的问题，既有外部的重重困难，也有自身的诸多不足。

王阳明说："破山中贼易，破心中贼难。"

我们的心中贼不灭，振兴中医的伟业就会功亏一篑，难以实现。而我们的心中大贼之一，就是淡忘了艰苦奋斗的精神，丢掉了我们的老祖宗给我们的制胜法宝。丢掉容易，捡起来难啊，我们要随时给自己敲响警钟。

第六十问　为什么我们现在更要强调谦虚谨慎？

如果说艰苦奋斗是自强不息，那么谦虚谨慎就是厚德载物。二者缺一不可。

自强不息和厚德载物分别出自《易经》六十四卦之中的乾卦和坤卦，也就是第一卦和第二卦。这两卦是父母之卦，是天地之卦，二者顶天立地。

万物一体，天人合一；严父慈母，乾坤相应；顶天立地，缺一不可。

中华民族之所以能生生不息，中华文明之所以能连绵不断，就是因为我们有自强不息、厚德载物、顶天立地的精神和赓续前行的血脉。

我们的自强不息是自主的、是自信的，但绝不是排他的。

我们的祖先历来有"上善若水，水善利万物而不争"的理念，所以我们要有虚怀若谷、海纳百川的胸怀。

我们要在险阻和挫折面前不气馁、不懈怠，在顺利和成绩面前不骄不躁。

我们总能看到别人的长处，不断地学习有益于我们的东西。

我们在学习和吸收别人的长处时，不断地自我创新，不断地自我革命，不断地追求更高的目标。我们"苟日新，日日新，又日新"（《礼记·大学》），所以能做到"周虽旧邦，其命维新"（《诗经·大雅》）。

毛泽东主席继承和弘扬了中华优秀传统文化，提出了"两个务必"的伟大思想，不仅强调艰苦奋斗，同时也强调不骄不躁、谦虚谨慎。

习近平主席告诫我们，要坚持"两个务必"的重要思想，要坚定文化自信，告诉我们："今日之中国，不仅是中国之中国，而且是亚洲之中国、世界之中国。"

我们要把眼光放得宽一些，把站位提得高一些，要不断地向一切有益于我们的事物学习。

我们要完成复苏、振兴中医的大业，要为中华民族伟大复兴的中国梦贡献中医的智慧和力量，就必须坚持学习和践行"两个务必"精神。艰苦奋斗对我们是重要的，谦虚谨慎对我们同样是重要的。

第六十一问　为什么说苍天和大地是我们学习的榜样？

苍天和大地的精神文化内涵实在是太丰富、太深沉、太强大了！

许许多多的事物，在天和地里既是两极又是一体，既是对立又是统一。苍天和大地本身就是如此，既是两极又是一体，既是对立又是统一。

乾和坤、阳和阴、泰和否、历史和现实、行和知、失败和成功、实践和理论、苦难和辉煌、自信和包容、有和无、高贵和卑贱，以及名和实、道和术、混沌和觉悟等，都是对立而统一的，都是看似两极，实为一体的。

我们如果有一定的人生阅历，又能真正地做到好学而深思，就会发现，苍天和大地所包含的这些内涵是多么伟大呀！苍天和大地是我们无穷无尽的精神力量和智慧源泉。

我们会从内心发出一声感叹：苍天和大地，您不愧是我们的父母，您不愧是我们学习的榜样！

第三节 为什么说为中医者既不能迷失方向，又必须行而不辍

这又是一个问题的两个方面。方向和信仰是始终如一的，而保持方向和信仰不变的道路是坎坷的、曲折的、漫长的。"道阻且长"，我们只有"行而不辍"，才可能有光明的未来。

第六十二问 为什么要坚守正道？

坚守正道，就是坚守信仰、不忘初心、坚定方向。

坚守正道，就是既不走封闭僵化的老路，也不走改旗易帜的邪路。

坚守正道，就是既不能食古不化，也不能食洋不化，就是既要坚定文化自信，又要传承精华、守正创新。

坚守正道，就是要坚决反对和摒弃教条主义，坚持实事求是、有的放矢。

坚守正道，就是要坚持马克思主义中国化、时代化的正确道路。

坚守正道，就是要坚持"两个结合"的重大理论成果，把马克思主义基本原理同中国具体实际相结合、同中华优秀传统文化相结合。

坚守正道，就是要坚持走党的二十大所指引的中国式现代化的光明大道。

正道就是我们的方向、我们的信仰、我们的初心，我们任何时候都不能忘掉初心，任何时候都不能动摇方向和信仰。

我们只有坚守正道，才能为复苏中医、振兴中医贡献我们的力量，也只有坚守正道，才能为中华民族伟大复兴的中国梦贡献中医的智慧和力量。

第六十三问 为什么再一次强调"术以载道" 的重要性？

这应该是我在本书中第三次谈术以载道了。

当然，我们首先要强调的还是以道驭术。

火车、飞机、火箭再快，如果失去了方向，或者方向是错误的，那会造成灾难。

但是，再好的道，如果没有术来体现，没有术来承载，就是无源之水、无本之木，就是空洞的理论。特别是对医学这种直接服务于人类生老病死、健康繁衍的学科来说，更是如此。

对于一个医生，人们需要看到的是实实在在的本领，即你的"两把刷子"，是临床疗效。

前面我们说过，为什么大众更容易接受西医，就是因为西医的"两把刷子"的确是"硬"的。

你看西医的抗生素，甚至激素，短期效果是不是来得更快？西医的外科手术效果是不是更立竿见影？西医的产科手术和新生儿技术是不是更好地维护了产妇和新生儿的健康？西医的用药剂型和给药途径是不是更加便捷，更加适合现代人的生活节奏和生活习惯？

当然，西医恰恰又容易在上述方面过度发挥，走向了医学的反面，这又是另外一个问题了。

从正面看，西医在术的方面的确有许多值得我们学习和借鉴的地方。

反观自身，中医在传承和弘扬自己的术上却不尽如人意。

以现代人的眼光看，中医在慢性病领域具有很大的优势，这就不多说了。但是，由此也产生一种错误的导向，认为中医就是"慢郎中"，在急性病领域，在急症领域，中医是无济于事的。

其实不是如此。

老百姓说得非常好，一语中的，他们说："并不是中医不行，而是你中医人不行。"

我们汗颜，我们羞愧，更感到肩上的担子很重，我们要扛起这份使命和担当。

我们再回顾一下祖先的光辉业绩。

大家看，张仲景的《伤寒杂病论》、叶天士的《温热论》、吴鞠通的《温病条辨》、王孟英的《温热经纬》、薛生白《湿热病篇》、吴又可的《瘟疫论》不都是在和急性病乃至瘟疫的斗争中诞生的吗？这是苦难之中的辉煌。

近代以来，中医也涌现出如王清任、张锡纯这样的大家，之后还出现了蒲辅周、陈可冀、黄星垣、赵绍琴、张学文、万友生、邓铁涛等中医界的中流砥柱。他们在苦难中创造了辉煌，传承和弘扬了中医的热病、急性病和急症的诊疗理论与技能，把中医发扬光大。但是，从总体上看，1840年以来，中医逐步地从急性病、急症的领域中淡出，丧失了自己的阵地，这也是中医逐渐衰落的重要原因。

说到"术以载道"，我们必须正视现实。

第六十四问 为什么我们要以科学的态度对待科学， 以真理的精神追求真理？

在 21 世纪的中华大地上，出现了一些主观的、片面的反对中医的声音。

这些反对的声音大部分是无道理的。就是纯粹地从探讨科学、追求真理的角度看，其显露的态度也是不可取的，是完全站不住脚的。

什么是科学？什么是科学的态度？如何用科学的态度对待科学？什么是真理？什么是真理的精神？如何以真理的精神追求真理？

话说到这里，我们的面前已经是一马平川、一片坦途。我要再次重复和强调的是：人类对自身的认识还处于一个十分初级的阶段。我们著名的科学家施一公先生认为：我们看到的世界仅仅是整体的 5%。

只要我们从这个基点出发去认识问题，我们的态度就是科学的，我们秉持的就是追求真理的精神。

第九章　用什么来创造和迎接中医的明天

中医发展的道路是曲折的，是坎坷的，也是漫长的，但是中医的明天却是无限光明的。

为中医者，对于中医的明天，不仅要去迎接，更要去创造。

我们用什么来创造和迎接中医的明天？

不揣冒昧，我把答案概括为 12 个字：

学习提高、传承创新、团结奋斗。

一天有 12 个时辰，一年有 12 个月，为中医者必须夙兴夜寐，从春到夏、从秋到冬奋斗不息，久久为功。

第一节　为什么首先要提升自己的认知水平

我们不能自筑高墙、自建壁垒，不能做井底之蛙，不能做摸象的盲人。

第六十五问　怎样认识站位、视野、胸怀、认知水平的重要性？

古今中外，可以说一切胜负都是站位的胜负。站位高者胜而低者负，这是被历史所证明的规律。

站位从何而来？从视野而来。

摸象的盲人怎么可能知道大象的全貌？井底的青蛙怎么可能知道蓝天的辽阔？

视野又从何而来？从胸怀而来，从自知之明而来，从对未来世界的追寻而来。

前些年《人民日报》发表了重要的短评，称："人体是一个极其复杂的黑箱，黑箱恰如神秘而浩瀚的宇宙，人类对自身的认识还处于初级阶段。"又说："大自然有春夏秋冬，人有生老病死，医生无法阻止生老病死，就像无法阻止春夏秋冬一样。"

著名的科学家施一公先生说："我们整个人类科技发展到今天，

135

我们看到的世界仅仅是整个世界的 5%。"

我是赞成这个观点的，因为这个观点是客观的，是人类自知之明的体现。

我们的祖先对外部世界，对我们自身，对茫茫的宇宙，对复杂的社会，对精微的人类身体总是怀着一颗敬畏之心。我们总在不断地追寻真理，但是从来不会觉得自己已经完全掌握了真理，而且这个真理是不变的。

胸怀，胸怀！你胸中装的是什么？你怀里抱的是什么？

如果你胸中装的、怀里抱的只是你一己或者一个小集团的私利，你怎么可能有宽阔的视野，又怎么可能有很高的站位？

站位、视野、胸怀决定了认知水平的高低。

认知水平的高低，取决于我们敢不敢、能不能解除认知水平的限制，打破认知水平的高墙和壁垒。

解除限制，打破认知水平的高墙和壁垒本身就是一场改革，这是对自身的改革。

第六十六问　为什么说这两位西医专家非常值得我们学习和借鉴？

我非常尊崇两位西医专家，一位是汤钊猷先生，另一位是樊代明先生。我尊崇的不仅是他们在专业上的造诣和贡献，更是他们在认知上的站位、胸怀、勇气和魄力，是他们的人品和志向。

他们在西医界，可以说都是极具代表性的人物，他们都是中国工程院院士。

难得的是，他们都不居功自傲，而是虚怀若谷，不断进取，为医学的明天努力、艰苦地进行着探索。

生于 1930 年的汤钊猷先生已经 93 岁高龄，是我国最负盛名的外科学家、肿瘤专家、肝病专家。

汤老干了一辈子西医，拿了一辈子手术刀，而晚年却大胆地提出西方科学是"法"，而中华哲学则是"理"，法在理之下，并服从于理，道可衍生万物，主宰万物。他提出要从治"人的病"（像修理机器）向治"病的人"转变，倡导"有必要学一点中华文化精髓，学一点中医核心理念"。他接连出版了《西学中，创中国新医学：西医院士的中西医结合观》和《中华哲学思维：再论创中国新医学》两部重量级的医学哲学著作。

汤老先生无论是从地位、经历、精神，还是从影响力来说，均可称为吾辈之楷模与标杆，实在令人钦佩。

生于 1953 年的年富力强的樊代明先生，是享誉海内外的消化内科专家。

樊先生，拥有专业技术的少将军衔，是全军消化病研究所所长、肿瘤生物学国家重点实验室主任、国家临床药理基地主任、成都大学名誉校长、第四军医大学原校长。同时，他还是美国医学科学院外籍院士。

就是这么一位做了几十年西医，在科研、教学和管理方面都有很高地位和很大成就的医学家，面对西医发展的各种难题，大胆地提出了"整合医学"的思想，并且从理论和实践上都进行了很多探索。

樊先生提出的"整合医学"不仅正视并深刻地分析了现代西医的种种弊端，而且深刻地借鉴了中医药的整体思想，这是非常不容易的。

两位老医生为什么会这样做？因为他们的站位不一样，他们的视野不一样，他们的胸怀不一样。

他们胸中所藏的，他们怀中所抱的，不是个人，也不是一个小集团的私利和浅薄的名声。他们胸中所装的，怀中所抱的，是全人类的未来，是医学整体的前途和命运。

他们是我们的楷模和榜样。

第六十七问　为什么说提升自己的认知水平是我们创造和迎接中医明天的重中之重

这个问题其实在前面几问，甚至前面的许多章节均有涉及，现在我们再梳理一下，做一下小结和概括。

第一，提升认知水平更能提高我们的站位，拓宽我们的心胸，扩展我们的视野。

第二，认知水平的高低体现了我们站位的高低，决定了我们的目标和方向，同时也就决定了我们的胜与负。

第三，认知水平决定了我们的行为取舍，决定了我们该断的要断，该舍的要舍，该离的要离，也决定了我们要坚持的绝不能放弃，我们应该有所为，有所不为。

第四，认知水平让我们更能认清什么是我们的动力，什么是我们的障碍，什么是中坚力量，让我们更能认清谁是我们的朋友，谁是我们的敌人，从而使我们化敌为友，建立起创造和迎接中医明天的统一战线。

第五，认知水平让我们更加坚韧不拔，让我们排除万难，向既定的目标和方向前进。

第六，认知水平自然而然地让我们做到"居高声自远，非是藉秋风"，让中医的声音传播得更远，让更多的人走近、走进中医，理解、支持和热爱中医，从而建立和扩大中医复苏和振兴的群众基础，让中医立于不败之地。

第二节　为什么说传承与创新对中医格外重要

五千年来，中华文明从未中断，更未消亡。扎根于中华文明沃土之中的中医学也历久弥新、罹难弥坚。

传承与创新是中医的一个重要特征，是由中医的历史和现实决定的。

第六十八问　为什么说在传承与创新这个关键问题上，我们还是经常出现"断片"的现象？

中医的历史其实就是传承与创新的历史，没有传承，中医就不能延续；没有创新，中医就不能发展。传承与创新并不是空洞的概念，而是一部长长的、内容丰富的、生龙活虎的、跌宕起伏的"活剧"。

遗憾的是，这部"活剧"在近两个世纪以来，特别是在1840年以来，经常出现"断片"的现象。

这"断片"的原因，许多人认为来自外部。这当然有外部影响，但是我在这里要强调的是，根本原因还是在中医自身，在中医的内部。在这里我引用毛泽东主席的话来说明这个问题："事物发展的根本原因，不是在事物的外部而是在事物的内部，在于事物内部的矛盾性。""外因是变化的条件，内因是变化的根据，外因通过内因而起作用。"

本书前面的章节提到了中医面临的种种困境。我们该如何做呢？或许我们可以从历史中得到一些启发。

远的不说，回顾一下，中共中央在1978年下发56号文件，强力地扭转了当时中医发展的颓势，这份文件的名称就叫做《关于认真贯彻党的中医政策，解决中医队伍后继乏人的问题的报告》。国家卫生部在1982年召开了有关中医的衡阳会议，明确提出要突出中医特色，解决全国中医院和高等医药学校建设的方向性问题。可以说，中央的目的明确，力度空前。

现在面对相似的问题，我们应从内部寻找原因与解决方案。

第六十九问　为什么说在根本上我们还是缺乏文化自信、文化自强的精神？

要保证中医传承创新的"活剧"不"断片"，要创造和迎接中医光辉灿烂的未来，我们必须面对、承认一个事实：中医传承创新的"断片"，中医渐显弱势的危机，还是需要从群众中寻找解决办法。

借用坊间常说的一句话：地球病了，人类病了。我们或许可以说中医病了，中医界病了，中医队伍病了。得的什么病？缺乏文化自信、文化自强的病。

欲人勿疑，必先自信。一个"缺钙"的队伍，怎么可能站得起来呢？别人又怎么可能信任你呢？

是的，中医的道路是艰难的、曲折的、漫长的。但是，"道阻且长，行则将至；行而不辍，未来可期"。

我们的中医从业者要挺直腰，迈开步，而且要不停地向前走，保证中医传承创新的"活剧"不"断片"，共同创造和迎接中医的未来。中医复兴之路要从"补钙"开始，要从给自己治病开始。

第七十问　在传承创新这个重要问题上，我们应该汲取哪些教训？

我们要汲取的教训有很多，我择其要者供大家参考。

第一，坚持为人民服务的最高宗旨不动摇。

第二，坚持实事求是、有的放矢的基本思想方法不动摇。

第三，坚持艰苦奋斗、不骄不躁、谦虚谨慎的优良作风不动摇。

第四，既不走封闭僵化的老路，也不走改旗易帜的邪路，在道路问题上不动摇。

第五，警惕外部势力的渗透，在居安思危的思想观点上不动摇。

第六，坚持不断自我革新，坚定文化自信、自强，锻炼美人之美、美美与共的定力和胸怀。

只要我们不断努力，久久为功，中医传承创新的"活剧"就不会"断片"，我们的中医事业就能不断地前行。

第三节　为什么再一次强调团结奋斗

团结就是力量，奋斗是为了明天。

第七十一问　为什么对中医队伍的团结充满忧虑？

中医肩负着重任，中医的道路艰难、曲折、漫长，然而中医的团结非常值得我们忧虑。

为什么？

值得忧虑的，起码有以下三个方面的问题。

第一，毋庸讳言，中医队伍较之西医队伍，无论从数量还是质量方面都相对弱小。

数量就不必说了，大家都看得见，而且我在前面的章节也列举了许多数据进行阐述。

说到质量问题，请注意，我说的主要是中医的管理和评价标准方面的问题。也就是说，这个质量的评价标准是二元化的，是不平等的。

第二，中医的诊疗特点决定了它更适合单兵作战，这当然是它的优势，但我们必须看到，这同时也是它的劣势。由于它不需要一个相对固定的团队进行协调和配合，所以也就不容易发挥团队的力量。

第三，事实证明，中医队伍中的确存在"文人相轻"的隔阂和壁垒。这不仅和中医的诊疗特点有关，也和中医诞生和发展的历史有关。

中医所诞生的春秋战国时期百家争鸣、百花齐放。之后，在历史发展中，特别是在金元时期，中医更是形成了各家学说、各种学术、各种流派、各种特长、各种特色争奇斗艳、异彩纷呈的局面。

从优点看，这当然有利于中医理论和诊疗技术的自由发展；但从缺点看，也容易产生中医的"门户之见"，从而产生医学流派之间的隔阂和壁垒。

我认为，以上这些，都是容易造成中医队伍不团结的重要因素。

团结就是力量，一支肩负着重任的中医队伍，不团结怎么行呢？不团结怎么能握紧拳头，怎么能形成力量呢？我们所肩负的重任又怎么可能承担得起来呢？我们的目标又怎么可能实现呢？

怎样才能团结起来？

首先，团结是要有基础的，这个基础就是目标一致、价值观一致。

如果中医队伍中的每一个人都把"人民第一，生命第一"放在心中，都把医学的发展、医学的未来放在心中，都把为人民服务放在心中，我们的目标就一致了，我们的价值观也就一致了，我们就能抛开任何个人和小集团的利益团结一致，共同奋斗。

有不同的意见、不同的看法，在学术上有各种流派，都是很正常的，对医学的发展是有好处的。在这个问题上我们要"求大同，存小异"，我们要坚持和而不同，只有和而不同，才能达到共同的目标。

第七十二问　为什么我们不仅要生命不止，奋斗不息，而且要把手中的接力棒一棒一棒地传下去？

写到这一问，我的脑海里突然跳出了一件往事。

这应该是三十多年前的事了。

1988年元旦刚过，我和另外三位冬泳的队友，参加了在杭州举办的全国十七城市冬泳邀请赛，获得了200米男女混合游泳比赛第三名，为贵阳市争夺了荣誉。

200米男女混合游泳比赛共有四种泳姿：自由泳、蝶泳、蛙泳和仰泳，每人用一种泳姿游50米，然后把四个人的成绩加起来算总成绩。

当时元旦刚过，杭州的气温是零下2摄氏度，我们二男二女踩着泳池边嘎嘎作响的冰凌，冒着严寒跳入水中参加比赛。

说实话，当时的条件是相当差的，我们参加比赛时连基本的营养都难以保证，一份像样的早餐或午餐都吃不上。

天气太冷，我们从贵阳要带着防寒的衣服去杭州，我连一件大衣都没有，我穿的大衣是从我的硕士生导师许老先生那里借的。

至于基础条件、训练条件等，相对也是很落后的。

我们在这样的条件下取得这样的成绩，靠的是什么呢？我们靠的是一种团结奋斗的精神。

我们四个人当时只想到，一定要游好自己的 50 米，游好这个泳程，走好自己这一段路，既不要给我们的前一棒丢脸，也不要拖后一棒的后腿，一定要完成我们的任务，扛起我们自己应该扛的重担，除此之外什么都没有想。

人的生命的意义不就在于此吗？

我们不仅自己要生命不息，奋斗不止，而且要把我们手中的接力棒一棒一棒地传下去。

中医的道路不也是如此吗？历经苦难才能铸造辉煌，团结才能形成力量，奋斗是为了明天，只要我们奋斗不息，把接力棒一棒一棒地传下去，我们的明天定是灿烂辉煌的。

第七十三问　我们为什么甘愿历经九九八十一难？

毛泽东主席在带领红军历经千难万险走过了二万五千里后，回首走过的路，不以为苦，反以为乐，看到光明的前程，"更喜岷山千里雪，三军过后尽开颜"。

我们没有老一辈革命家那样苦难而辉煌的经历，更没有毛泽东主席那样的站位、胸怀和视野。但是，作为一名普普通通的中医工作者，我们也甘愿历经九九八十一难。

为什么？

因为我们深知：

第一，中医的传承和创新，中医药事业复苏、振兴的道路，是艰难的、曲折的、漫长的。对于从事中医工作的每一个人来说，这条路同样也是一次身与心的长征。

《西游记》中唐僧西天取经要经历九九八十一难，既要战胜外在的险山恶水、饥寒交迫，又要战胜以各种面目出现的，附着在我们身上，甚至钻入我们肚子里，钻入我们的心中的各色各样的妖魔鬼怪。

也就是说，我们要战胜的是自我，我们要战胜自己的"心魔"。

第二，我们虽然没有像老一辈革命家那样的苦难而辉煌的经历，也没有他们那样的心胸和魄力，但是我们仍然要乐观地对待我们所经历的一切。否则，我们很难做到披荆斩棘。

第三，由此，我想起了苏东坡的《定风波·莫听穿林打叶声》这首词。苏东坡在历经了心路坎坷之后，淡然地叹道："回首向来萧瑟处，归去，也无风雨也无晴。"

人生就是如此，当辛弃疾从那个"爱上层楼，爱上层楼，为赋新词强说愁"的青涩少年，到吃了不少苦头，有了人生阅历，"而今识尽愁滋味"之后，就变得"欲说还休，欲说还休，却道天凉好个秋"了。也就是说，辛弃疾此时已经无话可说了。

我站在祖先面前，总是觉得很惭愧，我要说的话，实际上，我们的祖先早都已经跟我们说了。

第十章　为中医者，为什么要仰望星空

　　唐僧历经九九八十一难取得真经，但他没有"躺平"，他还要思考，还要前进。

　　为中医者，应该有唐代诗人杜甫那样"乾坤万里眼，时序百年心"的胸怀和担当，也要有写《文心雕龙》的刘勰和写《文赋》的陆机那样"思接千载""心游万仞"的豪情和追求。

　　为中医者应该是一群在任何情况、任何条件下都能仰望星空的人。

　　为了中医的发展和进步，作为一个少小从业、现已鬓发皆白的中医人，一个"老古董"，我也来借一下现代数学和现代物理学的热度，赶一下时髦，以作仰望星空之问。

　　我要关联的是现代数学的大数据和现代物理学的量子纠缠这两个领域。本章由此分为两问。

第七十四问 大数据与中医有什么关系？

对我们大多数人来说，大数据近在咫尺，远在天边。

为了使大数据具体化、可操作化，我在拙作《混沌与觉悟：中医入门零到玖》中对大数据做了一些提炼、概括和诠释，现在补充说明如下：

第一，大数据是一个概念。

这是一个由最先经历信息爆炸的学科（如天文学和基因学）创造出来的概念。这个概念的创造是人类社会文明发展的需要，也是人类社会文明发展的必然。

第二，大数据是一个相对的、不断发展变化的概念。

2003 年人类第一次破译人体基因密码的时候，科学家辛苦工作 10 年才完成了 30 亿对碱基的排序。而现在，华大基因在 15 分钟内即可完成一个高精度的个人全基因组测序的程序。随着云计算技术的诞生和发展，大数据的"大"也得到了创新发展。

2000 年，美国"天眼"在几周内收集到的数据已经比人类天文学领域有史以来的总数据还多。2016 年，中国"天眼"的建成将射电望远镜的灵敏度和综合性又提升了近十倍。

第三，大数据是一种应用技术。

大数据作为一种应用技术，已经渗透人类的各个领域。

第四，大数据是一种新的思维方式，是一种新的世界观。

正如《大数据时代：生活、工作与思维的大变革》（以下简称《大数据时代》）这本书的两位作者——维克托·迈尔–舍恩伯格（Viktor Mayer-Schönberger）和肯尼思·库克耶（Kenneth Cukier）所说："将世界看作信息，看作可以理解的数据的海洋，为我们提供了一个从未有过的审视现实的角度，它是一种可以渗透到所有生活领域的世界观。"

第五，作为新的思维方式和世界观的大数据，有哪些主要的内容和特点？这其实是对第四点的进一步挖掘和阐述。

其主要的内容和特点有两点：第一，世界的本质就是运动和变化着的数据和信息；第二，对物质更完整、更宏观的把握比局部的精确更为重要。

在自然和社会中，数据纷繁复杂，甚至混乱、混杂，才是真相；而整齐划一的数据，必然是人为的，带来的是空洞和虚假。以一把"精确而科学"的戒尺规范出来的世界，必然会失去真实，在那里摆在我们面前的就将是一幅规规矩矩的苍白贫乏的惨相。

第六，大数据还会涉及以下方面的重要问题：

（1）"预设场域"的科研方法是某些自认为"掌握了科学"的专家们的愚蠢之作，是骗人的方法。

（2）大数据不再对一些现象刨根问底，而是要掌握其发展的大方向，认为适当地忽略微观层面的精确度，会让我们在宏观层面获得更强的洞察力。

（3）所谓"抽样分析"的统计学方法，在大数据背景下，如同高铁时代还在骑马悠然前行，十分滑稽。而"抽样的绝对随机性"更是天方夜谭，是一句骗人骗己的话。

（4）大数据还告诉我们，要最大限度地，从对因果关系的追求中解放出来，转而将注意力放在相关关系的发现和运用上。

（5）相关关系的核心是量化两个数据值之间的数理关系。相关关系强，则相当于一个数据值增加时，另一个数据值也会随之变化；而相关关系弱就意味着两个数据值之间没有明显的相互作用。相关关系可以帮助我们捕捉现在和预测未来。

（6）大数据告诉我们，在现阶段，许多事物我们能够知道它"是什么"就行了，不可能都知道它"为什么"。

人类学家克利福德·吉尔茨（Clifford Geerz）在他的《文化的解释》一书中说："努力在可以运用、可以拓展的地方，运用它，拓展它；在不能运用、不能拓展的地方，就停下来。"

我们认为大数据体现了一种面对现实、有所为而有所不为的务实的态度，这与中医的理念是非常一致的。

第七十五问　量子纠缠的理论和实践对中医有什么启示？

先申明以下内容主要引自博主"水木长龙探索宇宙科学"的文章《光子三个新特性被发现，引起物理学界一片哗然》和博主"思想史万有引力"的文章《哲学革命：量子纠结与自由意志》。

我在上述文章的基础上，也加上了自己的诠释和学习心得。

朋友，如果我告诉你，《西游记》中孙悟空的分身术并非仅仅是神话故事，而是现实生活中实实在在的存在；如果我再告诉你，你的太太也有分身术，她一边在做家务，一边又跑出去了；如果我告诉你，无论是孙悟空还是你的太太，都有很强的"反侦察能力"，当受到监控和侦察的时候，他们就会隐藏甚至变化自己的外貌与你对抗；如果我进而告诉你，孙悟空也好，你的太太也好，都不是一个固定的存在，以你的太太为例，只有当你下班回到家时，站在门口迎接你的是你的太太，而之前她可能会以各种面貌和形态来存在，而且根本不受时空的限制，她可能正在不辞辛苦地干家务活儿，也可能正跑出门找人聊天，并且她还在时刻警惕着你的跟踪和侦察，你相信吗？

你肯定不信，不仅不信，而且"坐实"了你对我的看法：我不是在搞中医而是在搞巫术。

因为我是一个土之又土的老中医，而你却是科学的代表。

但是，让我再假设一下，如果上面这些并不是我说的，而是1922年诺贝尔物理学奖的得主，大名鼎鼎的丹麦物理学家尼尔斯·玻尔说的，或者如果是在他获奖的1922年之后的100年间，他的团队中的主要成员说的，甚至如果是100年后的今天，也就是2022年刚揭晓的三位物理学诺贝尔奖得主说的，这是他们创立和发展的量子纠缠理论的核心思想，你相信吗？你对此有何感想？

他们的实验和理论颠覆了我们对无时无刻不在打交道的光的认知。

他们提出了三个不被常人所认知的光的特性。

这三个特性就是，光的无时性、隐蔽性和预测性。

无时性，就是光、光子，或者说量子，完全不受时空的限制。通俗地说，这就是我们前面所说的孙悟空和你的太太有分身术。

隐蔽性，就是光、光子、量子不接受任何人和事物的监控和探测，不管你是有意的，还是无意的。这就是我们前面所说的，它们具有很强的反侦察能力和意识。

预测性，是和隐蔽性紧密相关的，这就是说光、光子、量子可能具有像人的意识一样的自由意志。

我们可以这样说，20 世纪的量子力学，或者更具体地说，量子纠缠理论，集合了人类科学史上所有反常识的"神棍"特质。

它看起来和现代科学理论简直没有半毛钱的关系。

但是，无论是 1922 年玻尔获诺贝尔物理学奖，还是 2022 年法国、美国和奥地利的三位物理学家获奖，都是科学界对量子力学、量子纠缠理论这种反常识的"神棍"理论的肯定。

说到这里，我要声明几句：我在这里搬出量子力学、量子纠缠理论这种对于整个人类来说还是新领域的东西，我的目的不是"拉大旗，作虎皮"，而是想在茫茫宇宙之中，在浩瀚的星空之中，为中医寻找一个量子纠缠的伙伴，真正打开通向科学和真理的思想之窗。

谈大数据的目的是如此，谈量子纠缠的目的也还是如此。

你可能会觉得我的想法是幼稚的，但是，是不是也会觉得是可爱的，甚至是值得称赞的呢？

说到这里，我们回过头来深入地思考一个老问题：为什么我们的中华优秀传统文化、我们的中医历经数千年而没有中断，没有毁灭，没有消亡？

大家可能会说，这是由于中医从业者不折不挠的抗争，更是由于中国共产党诞生之后，中国共产党人对中华优秀传统文化、对中医的支持和护佑。

这都不错。

但是我们是不是还要考虑另外一个问题：我们深深扎根在中华优秀传统文化之中的中医，是不是也像数学界的大数据和物理学界的量子力学、量子纠缠理论一样，有着潜在的可能和暂时不为人所知的旺盛的生命力？这些看似玄学，看似"神棍"的理论，实际上，从真理的角度，从科学的角度，它们是否有非常合理的内核？

我曾经在拙作《混沌与觉悟：中医入门零到玖》中设计了一场跨时空的中医与大数据的对话。

我现在也在寻找这样的朋友（我们物理学界是不是也有很多理解中医、热爱中医、支持中医的朋友）来设计一场中医与量子力学、量子纠缠理论的跨界对话？

我相信，如果能这样做，那是很有趣的，也是非常有意义的。

在2022年诺贝尔物理学奖的颁奖现场，出现了中国研制的首颗空间量子科学实验卫星——墨子号的图片和有关内容的展示。瑞典科学家安东·蔡林格的获奖，有赖于墨子号团队在卫星尺度上证明了他所发明的技术。

习近平主席说："文明只有姹紫嫣红之别，但绝无高低优劣之分。"

不管站在什么角度，处于什么地位，我们要向一切优秀的文化、优秀的科学技术学习，不能贬低、打压、否定他人。

"各美其美，美人之美，美美与共，天下大同"是我们的方向和追求。

我相信，中医会在大数据和量子力学、量子纠缠理论，甚至在一切先进的现代科学理论和技术中，找到应该学习的东西，找到可以沟通的内容和渠道。现代科学理论和技术也有一天会在中医这个传统的、古老的学科中找到合理的内核。

这是我的所想所愿，相信在不远的将来这会成为现实。

新冠病毒来袭，老中医有话说……

我是中医界的一名老兵，回忆过去的非典，结合近期的新冠疫情，我想谈谈我的看法与思考。

一、从时间与地点看，新冠与非典的一些相似之处

非典发端于 2002 年 11 月，一直肆虐到 2003 年三四月，基本是在冬春季节发生，首先在广东顺德暴发。

此次新冠发端的日子较当年非典晚了一个月，但不能忽视的是2020 年的冬天是个暖冬，有"应至未至"的反常气候，而且 2020年是闰年。

湖北武汉在冬季比广东顺德要寒冷。两地百姓都是傍水而居，都处"卑湿之地"，两地之人应有一些共同特点。

二、如何正确认识炎症，或者"炎"之症候群

显然，西医借用了汉字——炎。炎，双火重也，当然热了。于是，西医用各种抗生素，甚至大剂量激素对抗炎症，就可以理解了，如同以水救火。可悲的是，我们的许多中医也跟在西医屁股后面跑，把"清热"与"消炎"画上了等号。

殊不知，许多炎症，特别是慢性炎症，几乎与"热""火"，也就是"炎"完全无关。按西医的说法，炎症由一些病理分泌物，甚至是细胞组织的变化所致。"炎"如果对应中医的"寒""热"，它们可能不仅不属于热与火，可能还属于寒与水呢。这只是举例而已，我想说明，中医对"炎"的认识，较之西医，要广泛和深入得多。

三、如何认识中医所说的"毒"

"毒"有广义和狭义之分。广义的"毒"在此就不多说了。此处说狭义的，特别是与新冠、非典关系紧密的"毒"。

中医所说的"毒"，有内外之分，"内外勾结"，即迅速致病。新冠与非典之毒，当然属"外毒"，而且是疯狂彪悍之毒。身心原有的不健康状态及其所形成的病理物质，自然属"内毒"。"毒"虽

有个性，但也有不少共性，据处临床一线工作的同行所披露，感染新冠者多"气虚脾湿"，这就是"内毒"的共性。

中医所言之"外毒"，也并非都姓"热"和"火"，也有寒、湿、风、燥之毒。我根据现有资料初步判断，新冠病毒应为寒湿之毒，此毒首先重创人之阳气，继而化火伤阴，再而化燥积瘀，故凶险而顽固。所以，四十岁以上，脾肾阳虚、卫阳不固、肺气虚弱者最易感染，由于个体差异，发病后既有共同症状，亦各自不同。我们在考量上，既要看到"毒"之同，也要看到人之异，如有天时和地域变化，也必须考虑天之寒温、地之南北。

四、防治新冠的思路和基础方药建议

初步辨证：本体脾肾阳虚，肺卫不固，寒湿之毒乘机肆虐。

防治方略：健脾补肾固肺，助阳祛寒除湿以解毒。

基础方药建议（以此作基础，因人因病再加减）：麻黄附子细辛汤与伤寒达原饮合方加减，可参考：

炙麻黄10g　制附片10g（先煎30分钟）　　细辛5g　苏梗20g

草果10g　槟榔10g　炒白芍10g　川厚朴10g　杏仁10g

蒲公英10g　生黄芪20g　淫羊藿20g　炒白术10g　桔梗20g

炙甘草10g　车前子10g　鱼腥草20g　北柴胡10g

五、中西并重，相互配合，力克病魔

事实证明，西医在治疗传染性、感染性疾病上是有许多优势的，但中医在治疗此类疾病上也绝不是"慢郎中"，而且更能从长效着眼，既治病又全人，只是由于诸多的历史原因，中医的光芒被遮掩了。

中西并重，是压舱石，是指路灯，在习近平新时代中国特色社会主义思想的指引下，中西医团结一致，相互学习，取长补短，同心协力，必克新冠！

（2020 年 1 月 22 日写于深圳市宝安区）

新冠病毒肆虐，老中医还有话说……

作为中医界的一名老兵。2020 年 1 月 21 日和 22 日，我从中医对此次新冠感染的认识和治疗思路的角度谈了一些自己的看法，特别对"炎"和"毒"作了一些辨析，以供中西医同仁参考。我的观点有缘与 26 日仝小林院士所率之高级别专家团队所发表的意见基本一致。我要强调的是，我们的观点与刘清泉所率的高级别专家团队稍前所发表的意见是有差别的。其差别主要在于：仝小林团队强调"寒湿戾气"，而刘清泉团队则强调"湿温"；"湿"则同，而"寒""温"则异。根据最近几天新冠的发展变化，我还想说几句话：

第一句：要养浩然正气，不恐慌，不指责，不抱怨。

新冠病毒"打"的是闪电战，首先要打击和重创的是我们的意志、我们的正气、我们的阳刚之气。我们要坚定我们的意志、我们的初心，我们要固护和培养我们的正气、我们的阳刚之气。《黄帝内经》说："正气存内，邪不可干。"又说："阳气者，若天与日，失其所，则折寿而不彰。"

为什么不要也不能恐慌？因为"恐则气下"，"惊则气乱"，"恐伤肾"。阳气，首先是"卫阳之气"，如同边防军，如果阳气乱了套，都跑了，不抵抗，敌人还不长驱直入吗？进而伤肾，伤元阳之气，人就危险了。

为什么不要也不能多抱怨、多指责？动辄动怒，于社会无补，于自身不利，《黄帝内经》也说："怒则气上"，"怒伤肝"。

这个"上"，是"亢"，是犯上，是非常危险的。"温邪上受，首先犯肺，逆传心包。"在临床上我们经常可以看到发怒加速传染、加重病情、加速死亡的现象。我们的心要放宽一点，心宽气易顺，对己如此，对人亦如此。面对飞来横祸，每个人都有一个认识和应对的过程。

正气要靠平常修炼，更要在灾难中锤炼。文天祥抗元被俘后被关押在一处低矮潮湿，时阴冷、时暴热的地牢中，长达两年之久。地牢的环境极其恶劣："或毁尸，或腐鼠，恶气杂出。"当时，英雄已经身体羸弱，但"幸而无恙"，何哉？英雄答曰："是殆有养致然尔。"又进而自问："然亦安知所养何哉？"你知道我养的是什么吗？文天祥答曰："吾善养吾浩然之气……况浩然者，乃天地之正气也。"他说，哪怕邪气有七种，而我只一种正气，但正气以一敌七，我还担忧什么呢！

我们从中应该有何启示？作为非医者，不管你对中西医有什么不同的看法，都只管顾护和培育自己的正气、阳刚之气，对浩然天地有敬畏但不恐慌、不抱怨、不指责，多鼓励、多引导，团结一心、众志成城！

第二句：如何养成浩然正气？

可能，第一句话已经超出了一个医者寻常的谈话范围，现在还有第二句。其实，医学真的很难完全孤立于自然和社会之外，如果一个医生太"纯"、太"孤"，他也就不是一个好医生了。当然，如何养成浩然正气，此题毕竟太大，我只能承接前文再讲两点，一是要坚定信仰，二是要保持通畅。

信仰，这是正气之根、正气之魂。"人民有信仰，国家有力量，民族有希望。"我们此时来学习、领会习近平总书记这句话，就觉得更加深刻、格外亲切。

通畅，表现为几个方面：心情要舒畅，心脉要宽畅，谷道（肠胃）、水道（膀胱尿道）、汗道（肌肤腠理）要通畅。五脏六腑、四肢百骸、气血津液都通畅，人自然正气满满。一处不通畅，就倒推，就追查，就改邪归正。相关方法，恕不赘述。

第三句：既要顾护阳气，又要蓄藏阴精。

网上已有人推测，今年年底或明年年初，可能是中国诞生小宝宝的小高峰，我赞同这个推测，这肯定是件好事。但作为老中医，我也提醒大家注意，凡事讲究"度"，要养精蓄锐，要顾护阳气，也要蓄藏阴精。精气神，三位一体，相互为用。

《黄帝内经》有"冬不藏精，春必病温"之说。在冬季，特别在这个多事之冬，更要注意睡眠、营养、节劳。

第四句：要辨清寒热，又不拘泥于寒热，要守常达变。

如果说前面三句之针对性比较广泛，那么，这第四句话，主要是与中医同道们讨论。本文一开篇，我就提到仝小林和刘清泉的高级别中医团队对新冠的认识和处置的同和异。

两个团队都认为其病机是"湿"，这是相同点。仝小林团队认为是"寒湿"，而刘清泉团队强调是"湿温"，这是异。

值得注意的是，仝小林团队还强调"戾气"，就是"毒"。在处置上，既然是"湿"，就要慎"补"，此处二者同；但强调"寒湿"者，则会对应采用"助阳散寒除湿"之法，而突出"湿温"者，自然选用"清热消炎除湿"之方。二者是有很大区别的。

我赞同仝小林团队的观点，道理已如前述。但是，我们必须面对一个事实："寒"与"湿"，都是"凝"与"滞"的。为什么新冠病毒传播如此迅速？为什么其在病人身上之传变如此异端？这就只能用吴又可的"戾气"（即"毒"）之说来解释了。

吴又可在《瘟疫论》中说："夫瘟疫之为病，非风、非寒、非暑、非湿，乃天地间别有一种异气所感。"基于这样的认识，我提出"要辨清寒热"，新冠因病机之根本均为"寒湿"，不能动辄以寒凉之品"清热消炎解毒"，此举更伤阳气；同时，又强调"不拘泥于寒热"，突出"戾气""寒毒"之说，正视其传变之非常态，而

163

"守常达变"。这样，我们就可以因时、因地、因人而异，在临床上作灵活处置。

愚以为，上述说法，无论在中医理论上，还是在实际临证上，都是有意义的。

不揣冒昧，言之四句，愿大家事事顺利、四季平安！

（2020 年 1 月 29 日写于深圳市宝安区）

中国式现代化为中医振兴
廓清道路、指明方向

各位，我今天要向大家汇报的题目是，中国式现代化为中医振兴廓清道路、指明方向。

保卫中医、振兴中医，急切需要理论的指导、需要鼓舞精神。如同那滋润万物的春雨，如同照亮航程的灯塔，一种伟大的思想横空出世，向我们直趋而来，热情地拥抱我们，它就是中国式现代化！

在党的二十大上，习近平主席把中国式现代化和中华民族伟大复兴紧紧联系在一起，他说："以中国式现代化全面推进中华民族伟大复兴。"

习近平主席强调："中国式的现代化既有各国现代化的共同特征，更有基于自己国情的鲜明特色。"

我们应该如何践行中国式现代化呢？

我们要坚持中国共产党的领导。中国老百姓有一句最直白、最朴实的话，稍微年长点的同志都知道："戴花要戴大红花，听话要听党的话。"

习近平主席强调，要我们坚定文化自信。习近平主席还强调中国式现代化要有基于自己国情的鲜明特色，我们"既不能刻舟求剑、封闭僵化，也不能照抄照搬、食洋不化"。

同志们，刻舟求剑、封闭僵化是一条老路，是行不通的，而照抄照搬、食洋不化实际上更是一条死路。

习近平主席在印度尼西亚巴厘岛举办的二十国集团领导人第十七次峰会上指出："现代化不是哪个国家的特权。"食洋不化、以西律中、以西方文化标准来衡量一切的现代化，就是把现代化变成了特权，变成了某些国家，甚至某一国家的指挥棒，特权国家必然就会标榜只有自己是科学的，以自身的科学作为唯一的标准，把自己当作科学的化身，而把他人的科学斥为不科学、伪科学，等等。

中国式现代化振奋了我们的志气，增强了我们的骨气，夯实了我们的底气。作为一个中国人，作为一个中医人，我们必须要有志气、有骨气、有底气。中国式现代化，大大提高了中医的站位，扩展了中医的视野，廓清了中医前进的道路。大家注意，这里专门用了"廓清"一词，其内涵是什么？

我为什么说，这种伟大思想廓清了中医前进的道路呢？中医前进的道路是坎坷不平的，是曲折的，是漫长的。这条道路荆棘丛生。可以说，我们面临的，就像唐三藏取经一样，是九九八十一难！中国式现代化就像一座巍巍的灯塔，一下子就廓清了我们的道路，为我们指明了前进的方向。

中医是扎根在生活之中，扎根在实践之中，扎根在人民之中，扎根在历史之中，扎根在中华优秀传统文化之中的医学。在新的时代，它吸收着"两个结合"的精神营养，是一门不断发展、不断进步、充满前景的医学。

风寒暑湿燥火、心肝脾肺肾、虚实寒热，中医的理法方药无不在指导着我们的日常生活，影响着我们的思想和行为。中医和中华民族一起诞生、一起成长，有文字记载的历史就有两千多年，我们的文献和经典可以说是汗牛充栋，穷毕生之力也没有办法读完，经史子集、笔记小说中的医话和医案更是浩如烟海。

读医案和医话像看小说一样，我在不知不觉中读进去了，从此开始了我的学医之旅。我深深地体会到中医是和生活、和实践融合在一起的，中医是生活的积累，是实践的总结。

中医扎根在中华优秀传统文化之中，那什么是中华优秀传统文化？中华优秀传统文化的主要内容是什么？或者说，中华优秀传统文化的主要思想内涵是什么呢？

这些问题博大精深，难以表述。我试而言之，要而言之，中华优秀传统文化的核心思想是"万物一体，天人合一"。我冒昧地在"天人合一"前面加了"万物一体"，我认为这样会更完整。中华优秀传统文化的灵魂和精神是"自强不息，厚德载物"，这既是道学思想所承认的，也是儒学思想所承认的，二学在此是一致的。"自强不息，厚德载物"后来变成了清华大学的校训，这是非常有道理的。

中医的思维方式和基本思想方法是阴阳五行学说。

在中医发展的过程中，我们也要警惕一些人对中医的抹黑。1939年，毛泽东主席在《中国革命和中国共产党》这篇光辉著作中一针见血地指出："帝国主义对我们的侵略除了疯狂的军事侵略，除了贪得无厌的经济掠夺之外，还有一招就是文化侵略。"帝国主义在中国传教、办医院、办学校和吸引留学生等，这都是他们文化侵略政策的具体办法，"其目的在于造就服从他们的知识干部和愚弄广大的中国人民"。

习近平主席在"三个自信"的基础上，提出了"文化自信"，而且反复强调说："文化自信是更基础、更广泛、更深厚的自信，是一个国家、一个民族发展中最基本、最深层、最持久的力量。"我们保卫中医、振兴中医，不仅为了这个学科，更重要的是为了我们的文化和文明，为了我们这个民族和我们这个国家，是为了保卫我们民族的灵魂和根脉。

中国式现代化的提出，大大提高了中医的站位，拓宽了我们的心胸，扩展了我们的视野，指明了我们前进的方向，廓清了我们前进的道路，使我们更有志气，更有骨气，也更有底气。

　　为了把问题讲得更清楚一点，我再来说明下面两个问题：第一，我们应该怎样认识我们可爱的中国？第二，习近平主席关于"两个结合"的重要论述对中医有什么重要的意义？

　　为什么我们要谈这两个问题呢？谈第一个问题是因为中国是诞生中医和发展中医的土壤；谈第二个问题是因为习近平主席在提出中国式现代化的同时强调"两个结合"的思想。

　　关于怎样认识我们可爱的中国，在前文中已经以相当人的篇幅来论述，在此恕不赘言。

　　现在，我们来谈谈"两个结合"。

　　什么是"两个结合"？"两个结合"就是"把马克思主义的基本原理同中国具体实际相结合、同中华优秀传统文化相结合"。

　　如果我们离开了中国的具体实际，脱离了实事求是、有的放矢的基本原则，我们就不可能实现马克思主义中国化、时代化，马克思主义就变成了教条。我们还要把马克思主义的基本原理和中华优秀传统文化相结合，要用马克思主义激活中华优秀传统文化的灵魂，激活中华优秀传统文化的生命。"两个结合"，对于中医来说，意义同样是十分重大的，有了"两个结合"，中医的脚跟站得更稳了，我们的底气更足了。

　　中国式现代化，给我们增添了无穷无尽的精神力量，进一步振奋了我们的志气，增强了我们的骨气，夯实了我们的底气。

"道阻且长，行则将至；行而不辍，未来可期。"只要我们向着习近平主席为我们指明的方向不断地艰苦奋斗、不断地踔厉前行，我们就会到达胜利的彼岸。

同志们、朋友们，说到这里，我们能不感到上下通泰、浑身发热、充满力量和信心吗？

同志们、朋友们，中医的明天是光明的，是可期的，让我们携起手来，团结一心，共同拥抱中医光辉灿烂的明天！

谢谢大家。

（本文根据 2022 年 11 月 18 日在学习二十大精神心得汇报会上的笔记整理而成）

跋

一本书哪怕再好，能否出版，并不完全取决于作者，很大程度上取决于编者。编者在古代叫"编纂""修书"，现在叫编辑。

编辑可以点燃和擎起一把光明的火炬，也可以掐灭和践踏闪闪发光的星星之火。火焰明灭，是编辑的站位、认知、胸怀和能力所决定的。

我很幸运在实践中认识了暨南大学出版社的编辑团队。我视这个团队为严师、诤友，我愿跟着这个团队一起点燃和高举光明的火炬，我相信这个目标是可以达到的。

这本书还有一个"编外编辑"，就是我的同事徐锦梅同志。

新冠疫情催生了我的两本书，前一本《混沌与觉悟：中医入门零到玖》已出版，而后一本，即现在准备出版的《中医之问》。如同前一本一样，徐锦梅同志在我整个写作和反复修改的过程中，都全程做电脑录入，并做了大量的沟通和日常琐碎繁杂的工作，对本书的出版做出了难得的贡献，可以说是一位"编外编辑"，我在此对她致以深深的感谢。

为什么在书后还要加附录呢？我是想以此作为一段历史的记录，为本书正文作印证和补充。

三篇附录：《新冠病毒来袭，老中医有话说……》《新冠病毒肆虐，老中医还有话说……》和《中国式现代化为中医振兴廓清道路、指明方向》分别成稿于 2020 年 1 月 22 日、2020 年 1 月 29 日和 2022 年 11 月 18 日，都是当时的即兴之作，能激发读者想象和思考，在时间和空间上，都应该有一定的参阅价值。

陈广源

2023 年 6 月